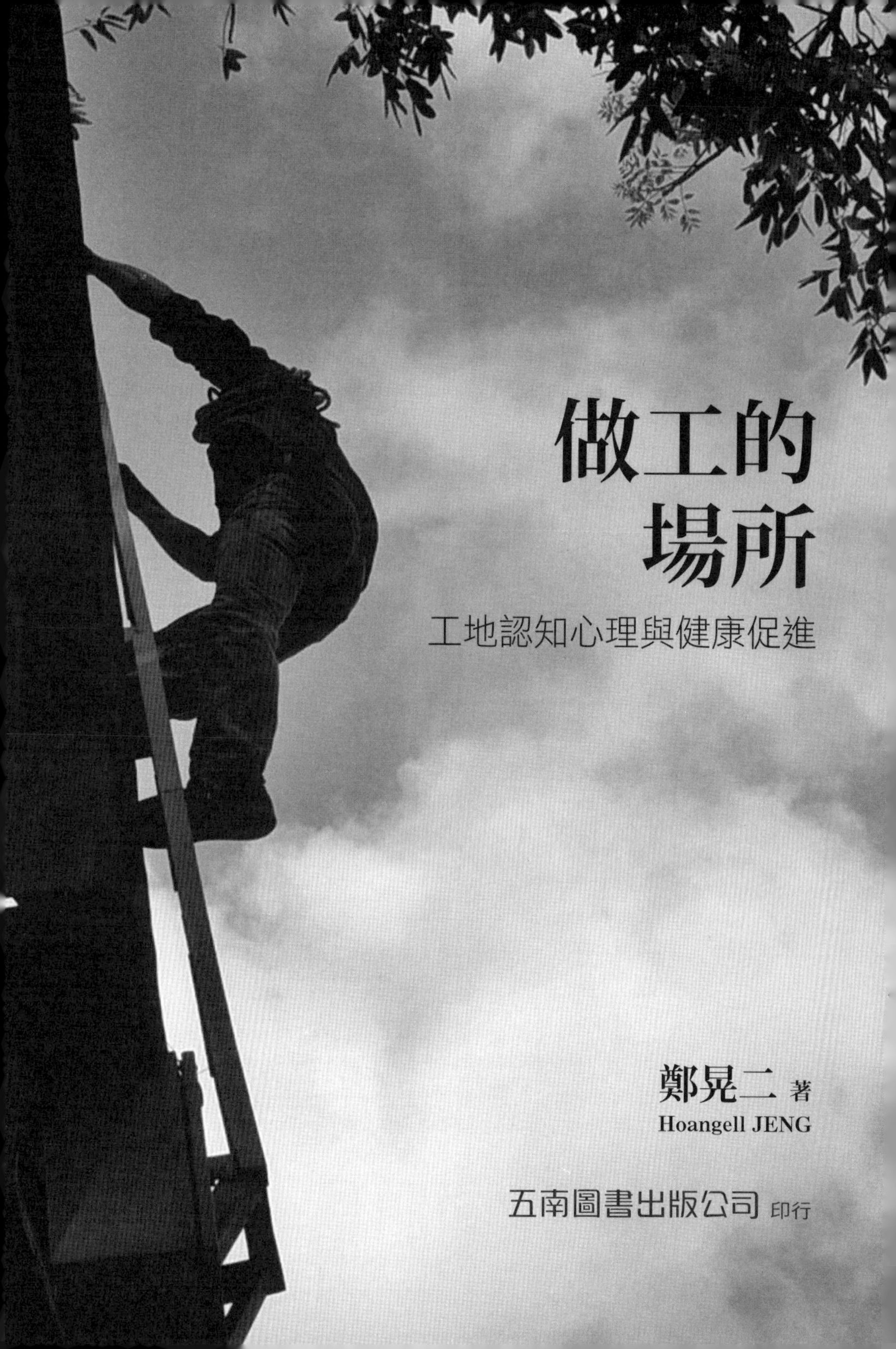

做工的場所

工地認知心理與健康促進

鄭晃二 著
Hoangell JENG

五南圖書出版公司 印行

做伙推薦

營造產業重要環節——工地場域的突破性研究

王本壯
國立聯合大學建築學系教授

具開創性且實用的著作，施政者須傾聽工人的聲音

李明憲
國立東華大學教育與潛能開發學系教授

對工地場域與勞動人口健康促進有重要貢獻

林金定
馬偕醫學院長期照護研究所教授兼所長

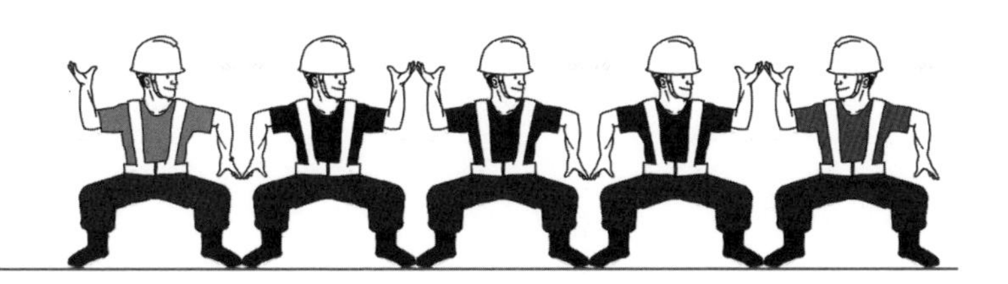

切中產業環境人文與社會關懷的核心價值

邱英浩
臺北市立大學代理校長

創造公衛服務進入工地有利的支持環境

胡益進
國立臺灣師範大學健康促進與衛生教育學系教授

探討的問題與對策也是護理領域重要課題

苗迺芳
臺北醫學大學學士後護理學系副教授

做伙推薦

處於產業環節弱勢的基層勞工能夠具體受益的好書

郭孟瑜
臺灣空間規劃設計產業工會理事長

長期支持職場健康促進的重要研究成果

賈淑麗
行政院衛生福利部國民健康署副署長

對於職場權利義務關係的側寫十分具參考價值

陳宇安
權麒法律事務所所長（巴毛律師）

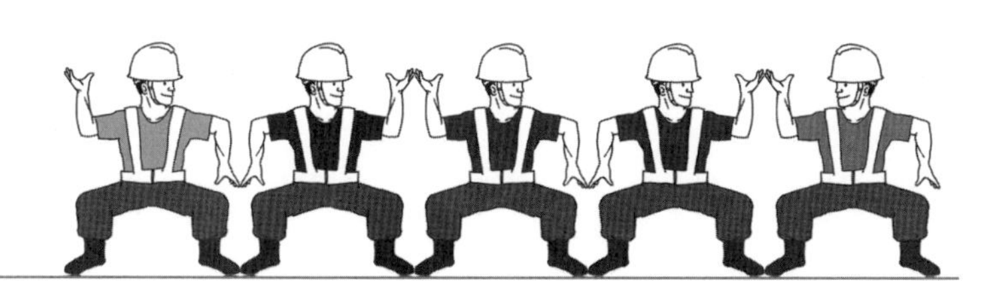

企業社會責任發展社區議題的重要工具書

陳偉堅
台塑石化股份有限公司副總經理

社區營造理念在職場具體實踐的首創

黃世輝
國立雲林科技大學教授兼雲林縣山線社區大學主任

有溫度，對公共政策具有重要參考價值

蔡培慧
行政院中部聯合服務中心執行長

PREFACE
前言

這是一本探討建築工地與工人的書。對於建築與設計行業有興趣的人可以了解工地文化最眞實的一面，本書的研究可以當作營造、社會、公衛與護理相關領域的有用情報。

101年起筆者接受衛生福利部國民健康署的委託進行「無檳工地」的計畫，推廣營造工程業職場無檳榔的支持性環境之建置。主要關心的是工人的「嚼檳行為」，俗稱「吃檳榔」。首要任務是要跟衛生與醫療單位拆解「工地」與「工人」這兩個概念，說明工地的工程是如何運作，工人又是如何看待吃檳榔這件事情的。

本書是過去十年研究的成果，共有兩個核心主題，一是營造業的「工人」，工人指的是「在營建職場的工地中付出勞動力的人」，並非個人身分的標籤。每個人

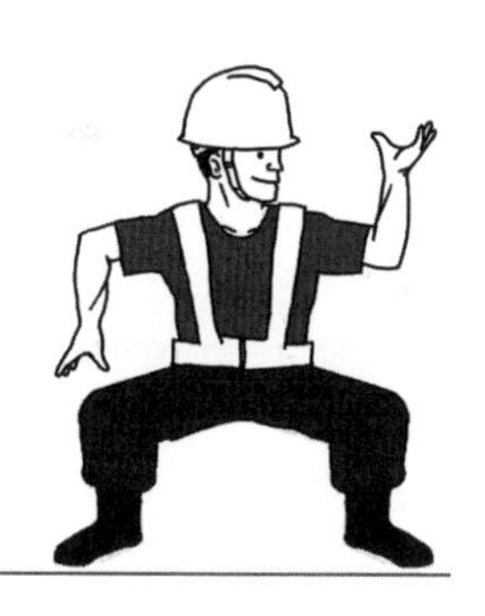

長期在特定的環境中工作，都會出現這個社群特有的習慣。營造工地的環境是一個極爲特殊的職場，在其中工作的人受到這個環境極大的影響，這方面的探討是屬於環境與心理範疇。

本書係根據認知心理學與行爲經濟學等相關理論的回顧，選取其中對應工地環境與工人行爲的相關論述，再佐以歷年在工地田野調查與行動計畫回饋的心得編寫而成。共分成5章，第1章介紹工地與工人，第2章說明工地環境與行爲的問題與介入改善的機會，第3章針對工人的環境與心理因素進行側寫，以及回顧主要應用理論，第4章說明工地無槓行動的主要目標與對策，第5章是解開心結兩大關鍵切入點。

CONTENTS
目錄

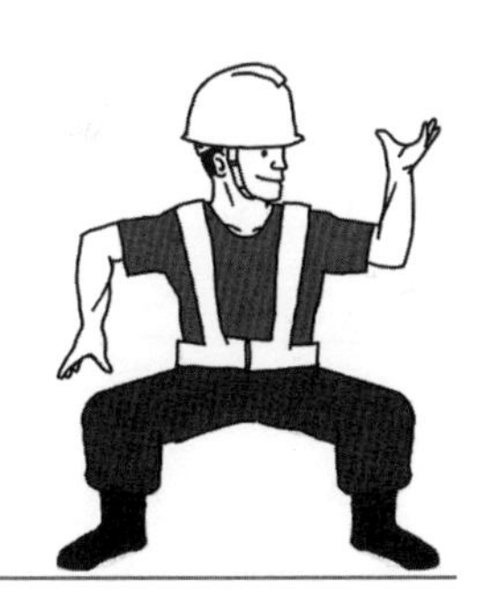

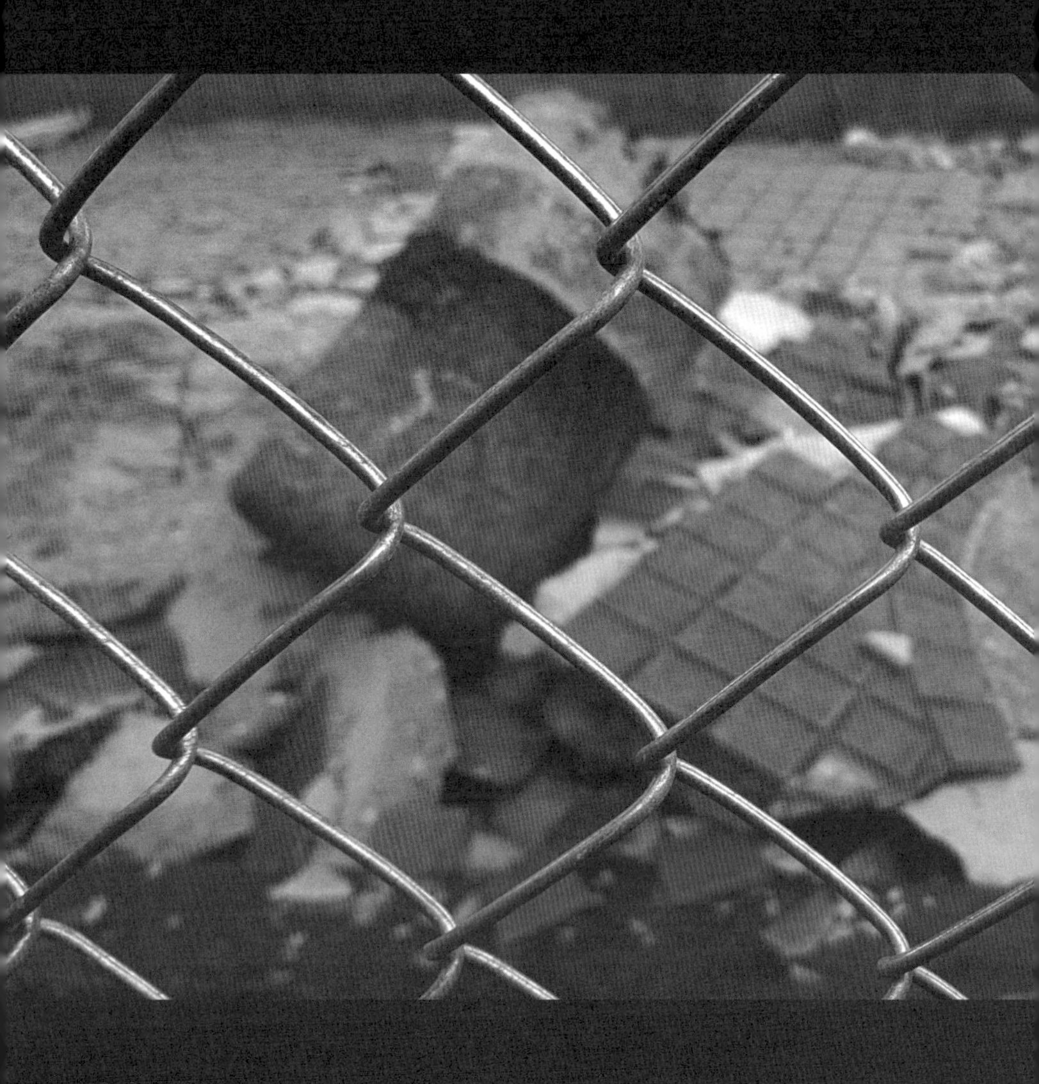

工人、工地、工程是營造職場的三個主體。工人在營造工地環境中按照指定的方式與目標完成工作的內容，相較於工廠或其他生產線的勞動者，他們處在自己動手建造環境的過程，也是這個環境的使用者。本書所稱的工人，包含所有在工地從事勞動力者，例如工地主任與領班。

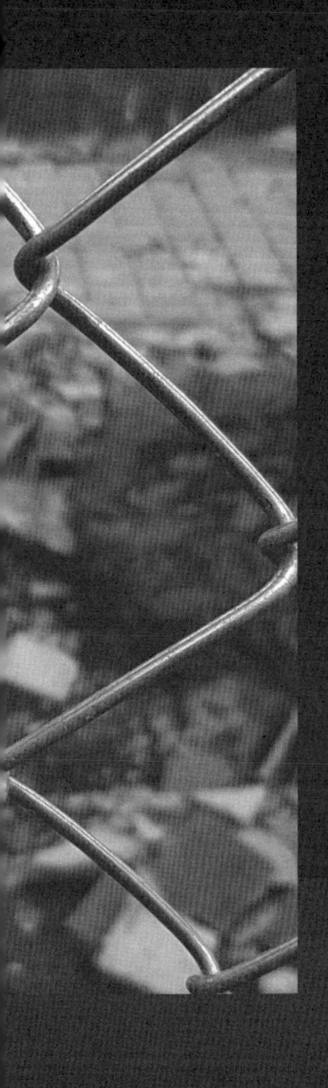

第1章

今天誰來上工

為了讓讀者對於工作場所有基本的輪廓，本章以建築工程為例，首先介紹典型的施工流程與工作的種類，從這些種類可以看出工人的工作型態的特性。其次，說明關於工人這個職業的相關資料。最後，以工地中的僱傭與承攬關係來說明管理與被人管理的關係。

01 工地

一般人對於工地的概念，不外是有圍籬圍起來，外面有個綠色看板，裡面在蓋房子的地方；其實，工地的性質有很多種，圍籬以內進行的事情很不一樣。其次，工地有時間性，等到工程完成了，工地就不再是工地了。以下用建築工程爲例，介紹大家認識工程類型、流程以及工人施工的種類。

施工流程是什麼

建築的分類，以使用性質區分，包含居住建築、公共建築、工業建築、農業建築等等。在內政部公告的建築法規中，則依照使用的類別區分爲九類，作爲申請建築相關執照的依據。

不同的建築工程，根據建案本身的結構方式、使用規劃與設計，影響其施工時間、人員安排等各種

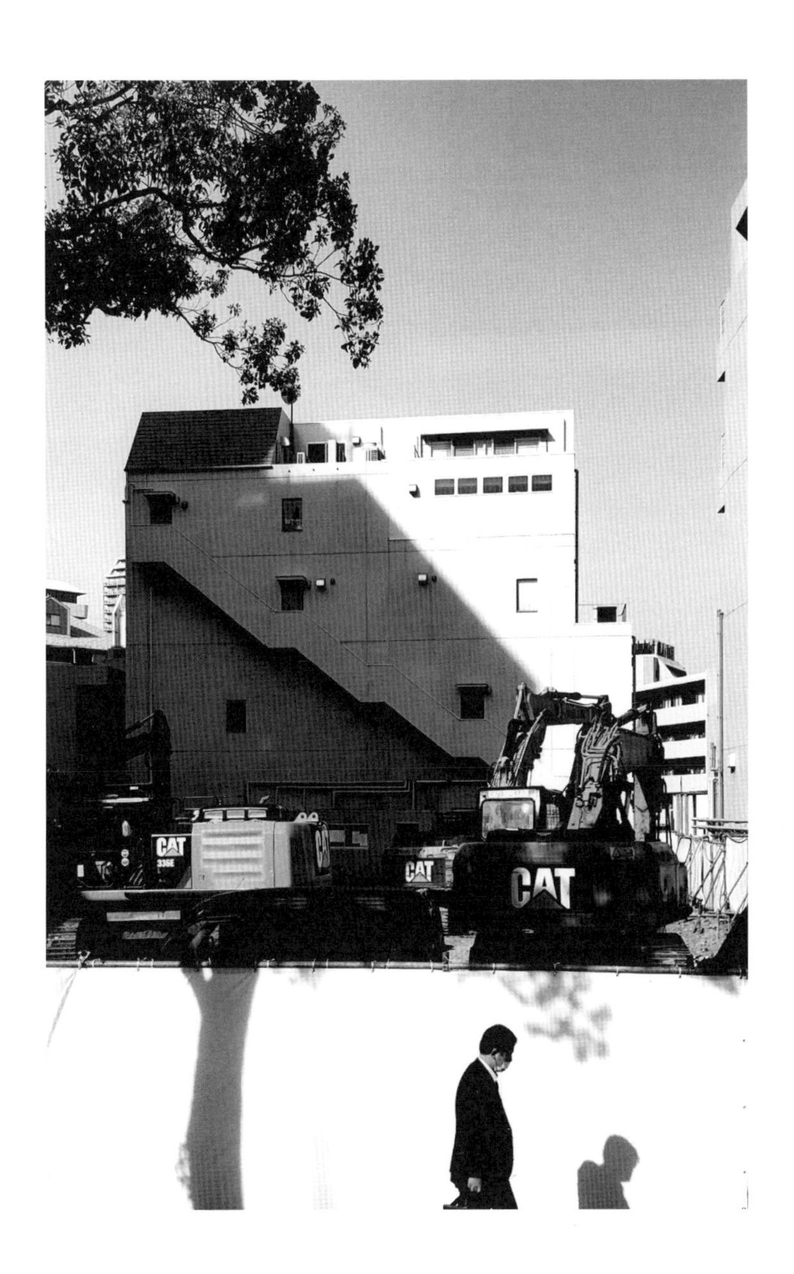
CAT
336E
CAT
CAT

因素有很多類型。各個建築案件因為不同的類型、規劃，興建時間長短不同，施工流程上有一定的規則。參照行政院公共工程委員會《建築工程施工計畫書製作綱要手冊及分項計畫書》撰寫範例中的「整體施工程序」，可以作為各個建案施工流程的參照，各建案因應本身的特性及需求會有自行規劃之「工程進度表」。

施工前有不少前置作業要處理，例如場勘、請照、地質探勘等等，完工以後會有驗收與環保規劃等等。這裡僅呈現實際施工期間的主要流程，以這個主要架構當作參考，可對個別建案的施工流程有進一步了解，與工地管理單位溝通安排宣導、篩檢活動時，比較有共同的基礎。

以下介紹從工程圍籬開始到景觀植栽的整理，共分成八個階段：

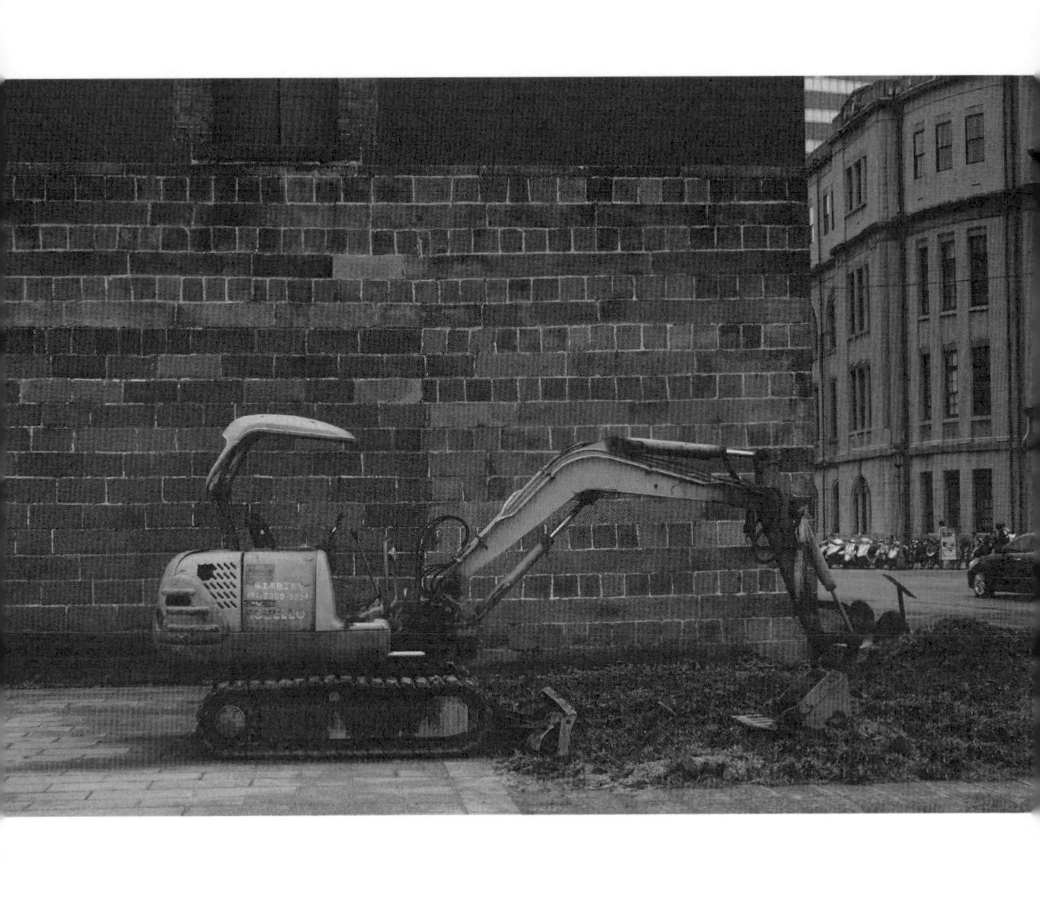

1. 假設工程：施工前或施工過程中，配合工程之進行而設置的臨時設施，於完工時即行拆除，例如有遮蔽頂的工寮、事務所，或是測量、整地、放樣、臨時動力照明設備、防護設備、臨時鋪設的施工便道等。

2. 土方工程：這是統稱的說法，將挖掘基礎與地下室的土壤，或是將基礎周圍的土壤回填、低窪地面的填土與夯實工程等，都涵蓋在內。

3. 基礎工程：大致可分爲擴大基腳與打樁基腳兩類，這部分爲基礎及地平線以下的工程。

4. 結構體工程：這是建築物主要結構體的工程，依照構造方式而有不同，例如鋼骨工程或鋼筋混凝工程、模板工程、鷹架工程、管路工程，水電工程等。

5. 裝修工程：分爲內牆、外牆、木工、油漆、磁磚、地板等。

6. 附屬工程：給排水工程、電力通信、網路資訊、天然瓦斯、衛生、空調、消防、防盜等。

7. 剩餘工程：這是整個施工過程隨時、局部進行中的工程。包含現場的整理清潔、拆除鷹架、搬除不再需要的施工機具、施工剩餘材料，將四周場地做必要的修補平整，以及基地緊鄰的外部環境做整理與回復等。

8. 外部景觀工程：環境美化工程，如種植喬灌木、鋪設草地等景觀設施，也會有遊憩設施、街道家具等等的布設。

在工地進行健康促進活動有一個關鍵時機點，這與第4點的進度有關。結構體完成之前工地的工作環境相對惡劣，受到自然環境的影響比較大。例如地質條件不佳、地下水位太高等造成開挖過程的挑戰，以及施工過程紫外線曝曬與高熱等等對健康造成的影響等。

當一樓結構體完成之後，就會有室內空間可以使用，雖然這個時候鋼筋與模板工仍然在屋頂上繼續努力，持續將建築的結構體往上蓋；但這時已經有可以遮陽的室內空間，管理單位舉辦講習、工人休息的環境品質都比較良好，冰寒颼風的天氣也不用在外面受凍。

工作種類有哪些

蓋一棟房子需要很多種不同技術，這些技術的分類稱爲工項或是工種，分類方式依工程性質以及廠商業種整合的習慣而有所不同。根據勞動部勞動力發展署的「工作百科」網站，營建相關的工作共有24種。工地實務的分類比較簡單，以下整理一個簡版：水電、模板、鋼筋、鷹架、壓送、木作、輕隔間、泥做、鋁門窗、玻璃、整體粉光、雜工等14種的分類。

這個簡版的分類對於了解工人嚼檳榔的習慣已經具有重要的幫助，在這些工種以下不再細究內容。工地工人嚼檳行爲與他的工作型態有密切關係，理論與調查都顯示工作環境越惡劣，需要尋求「提神物」進行補償作用的心理需求越高，作業環境型態也會影響工人對於吸菸或嚼檳的選擇。

根據田野調查的訪談與觀察的回饋顯示，咀嚼檳榔的習慣與工種的特性有關，越需要體力或在戶外日曬下工作的工種，嚼檳率越高。本研究在106-107年

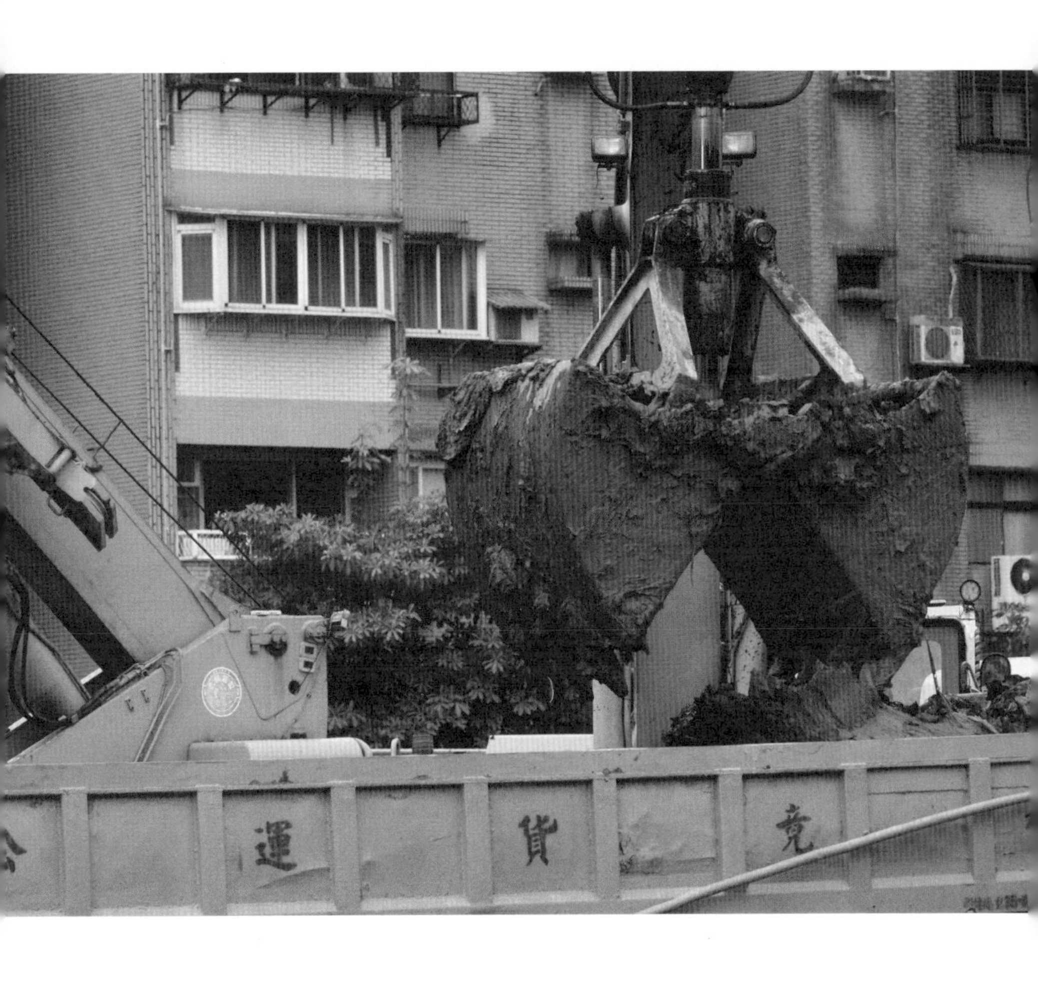
竟貨運

針對取樣的兩個建案進行調查，其數據顯示與假設相同。吃檳榔人數最高的爲鋼筋工，第二高爲模板工，兩者的差距很小，可以將這兩者並列高嚼檳的工種。

這個調查用來跟檳榔比較的項目是菸，抽菸需要點火，吸菸的過程中需要一手拿著或是放在工作場所的身邊，還需要留意會不會有引發火災的危險，故抽菸的人需要對手中的香菸付出比較多的關注。至於檳榔，則可以邊咀嚼邊工作。不過，當工程的完成度越高，現場施作材料表面的完成度越高，對於檳榔渣造成的汙染就越無法容忍；例如木作、粉光、洗石子或是大理石等容易受到檳榔渣汙染的環境，一旦受到沾汙無法清除，便必須拆除重新施作。基於這些實務與經驗的考量，於上述環境工作之工種的工人，嚼檳的比例相對偏低。

（表一）

工種	僅嚼檳	嚼檳＋抽菸	僅抽菸	皆無	總人數
水電	12	22	28	11	73
模板	56	70	77	12	215
鋼筋	80	69	88	5	242
鷹架	17	16	19	3	55
壓送	24	27	26	2	79
木作	0	3	6	2	11
防水	1	4	4	2	11
輕隔間	0	2	6	0	8
泥作	5	8	11	2	26
鋁門窗	0	2	1	1	4
崁縫	0	1	3	2	6
整體粉光	5	7	9	0	21
雜工	15	19	15	4	53
小計	215	250	293	46	804

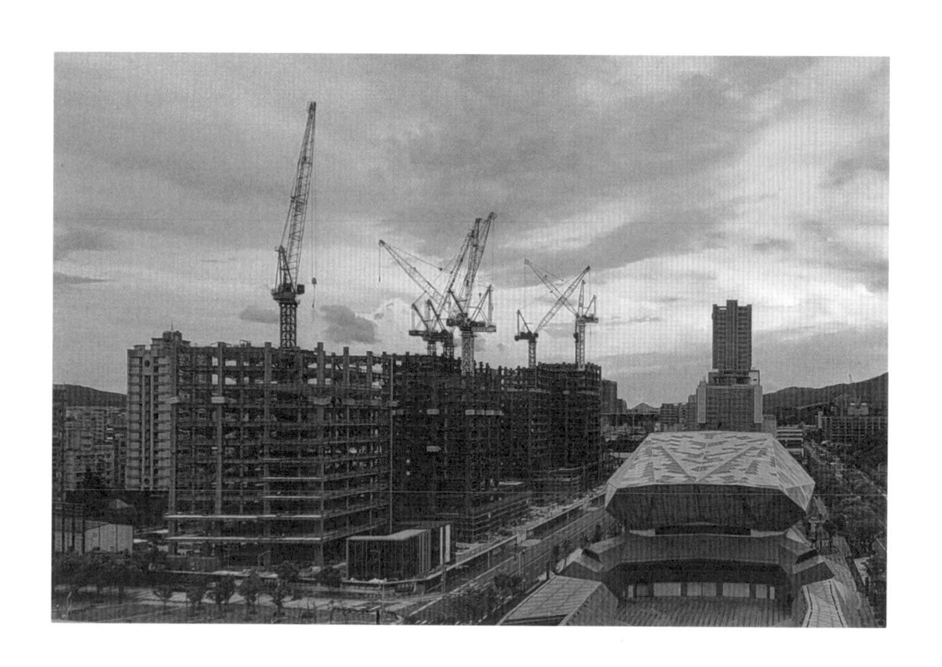

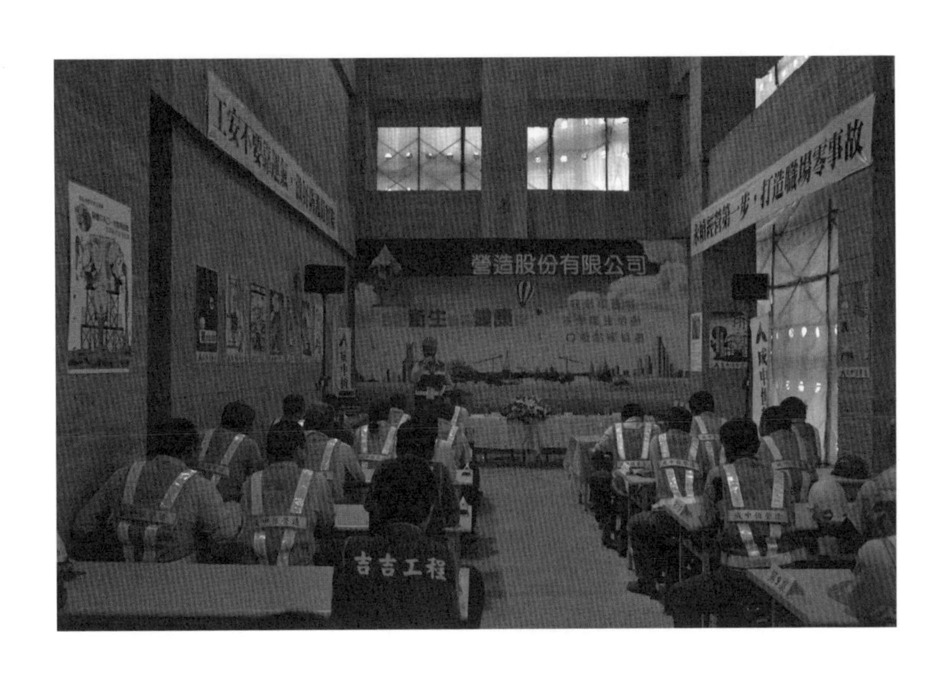
打造職場零事故
營造股份有限公司
吉吉工程

02 做工的人

一個營造工程的組織龐大，需要相當多人力支援，從專精各領域的工程師、施作人員、到負責各種細碎事務的雜工，都包含在這個巨大的組織中。本研究調查的某一建築工程案，在將近18個月工期中有約500多人、細分有20幾個工種在不同時期進入工地。這些工人在該工地的任務完成之後，就會轉移到其他工地。

為了對這麼多參與工程的人有個輪廓，以下分別由從業人數以及勞動條件兩方面介紹：前者包括人數、區域、性別、年齡、學歷分布等，後者包含工作與受僱時薪等資訊。

與工人相關的數字

根據行政院主計總處薪情平台的資料，107年至110年8月，統計營造工程業受僱的員工數，各年度浮

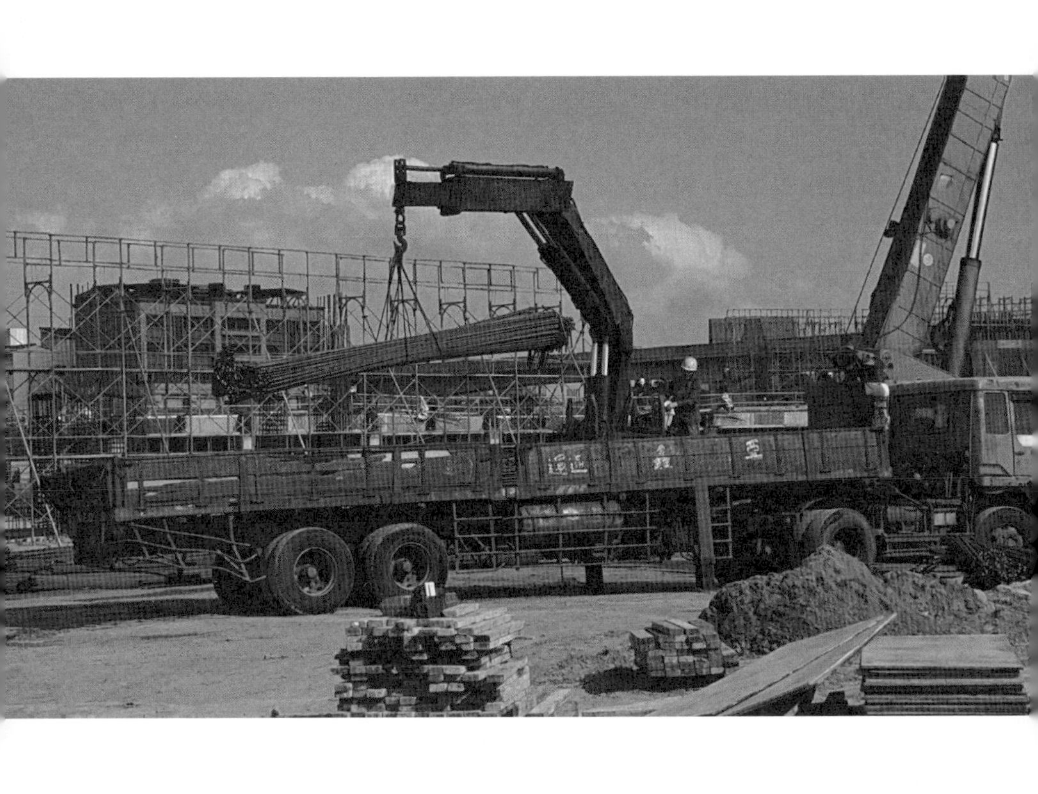

動比例不高，總平均值為942,940人，其中又以「營建工程類」此一分類的人數最多（表二）。

（表二）

107年至110年8月	平均（人）
營建工程業	471,470
建築工程業	79,341
土木工程業	81,815
機電、管道及其他建築設備安裝業	143,054
其他專門營造業	167,260
總計	942,940

再根據勞動部「建築工程業」報告中指出：「108年7月建築工程業受僱員工人數79,187人，主要集中在基層工作人員，以技藝、機械設備操作及組裝人員占39.62%最高，例如泥作工作人員以及其他營建構造人員。基層技術工及勞力工占20.52%居次，技術員及助理專業人員占17.31%居第三。

以勞動人口的戶籍來區分，設籍人數最多的前三名城市分別為：新北市（169,000人）、高雄市（112,000人）、台中市（103,000人）。前六名的城市均為六都，根據行政主計總處109年人力資源調查統計年報資料顯示，六都的從業人員加總為59萬，其他縣市的加總為31萬8千。從北中南東大分區來看，又以北部縣市最高，根據主計總處同一份資料顯示，營建工程業從業人數於各地區分布占比最高為北部地區（42.3%），其次為南部地區（30.1%）、中部地區（24.4%）、東部地區（3.3%）（表三）。

北部地區為新北市、台北市、桃園市、基隆市、新竹市、宜蘭縣、新竹縣等，包含了六都其中三個，人口數本身就高，營造業從業人數也很高。

（表三）109年台灣各城市營造業從業人數排序（高至低）

1	新北市	169,000	11	嘉義縣	25,000
2	高雄市	112,000	12	新竹縣	24,000
3	台中市	103,000	13	苗栗縣	21,000
4	桃園市	78,000	14	南投縣	20,000
5	台南市	74,000	15	花蓮縣	18,000
6	台北市	54,000	16	基隆市	18,000
7	屏東縣	51,000	17	新竹市	16,000
8	彰化縣	44,000	18	台東縣	12,000
9	雲林縣	35,000	19	嘉義市	8,000
10	宜蘭縣	29,000	20	澎湖縣	5,000

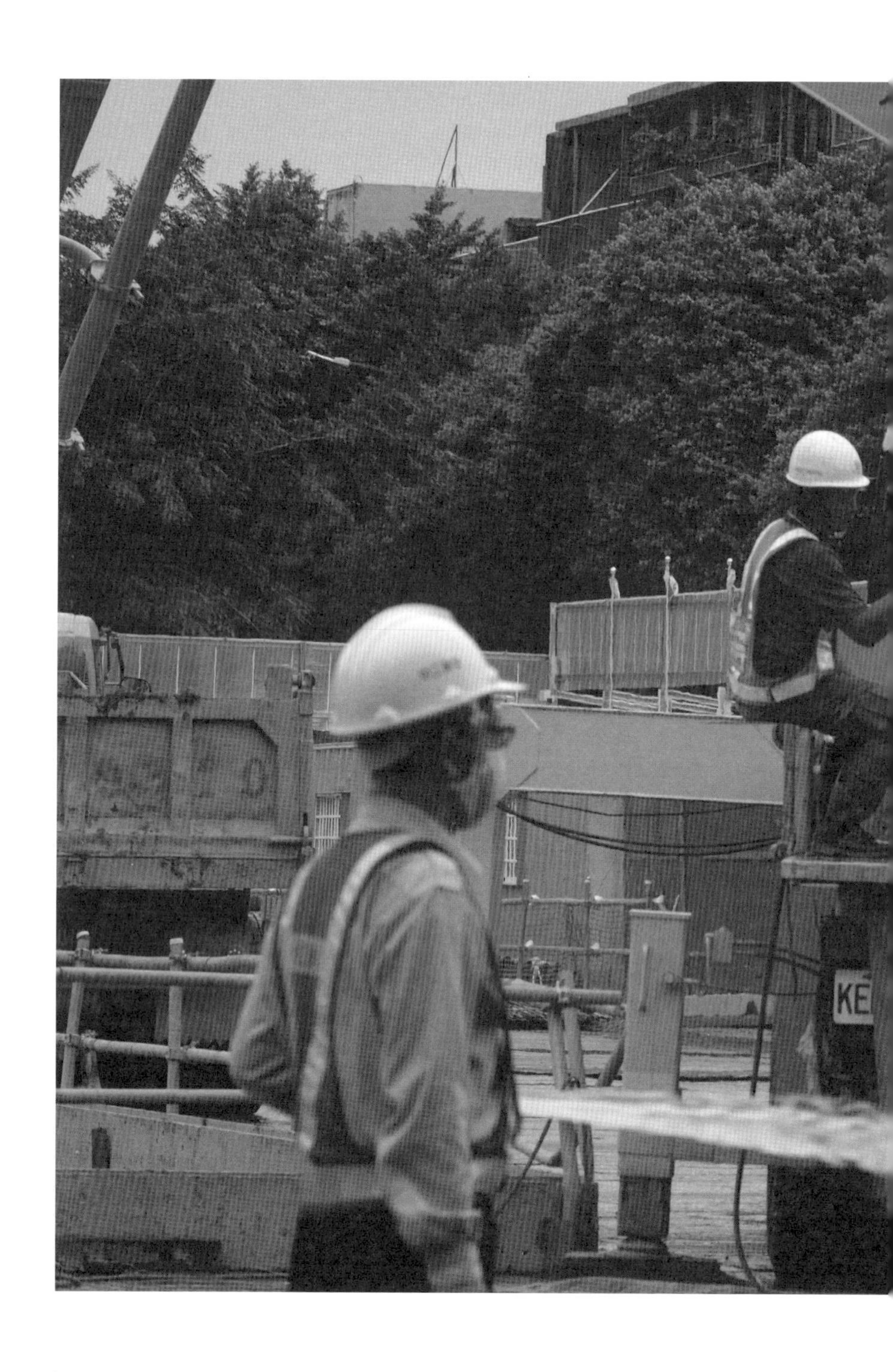

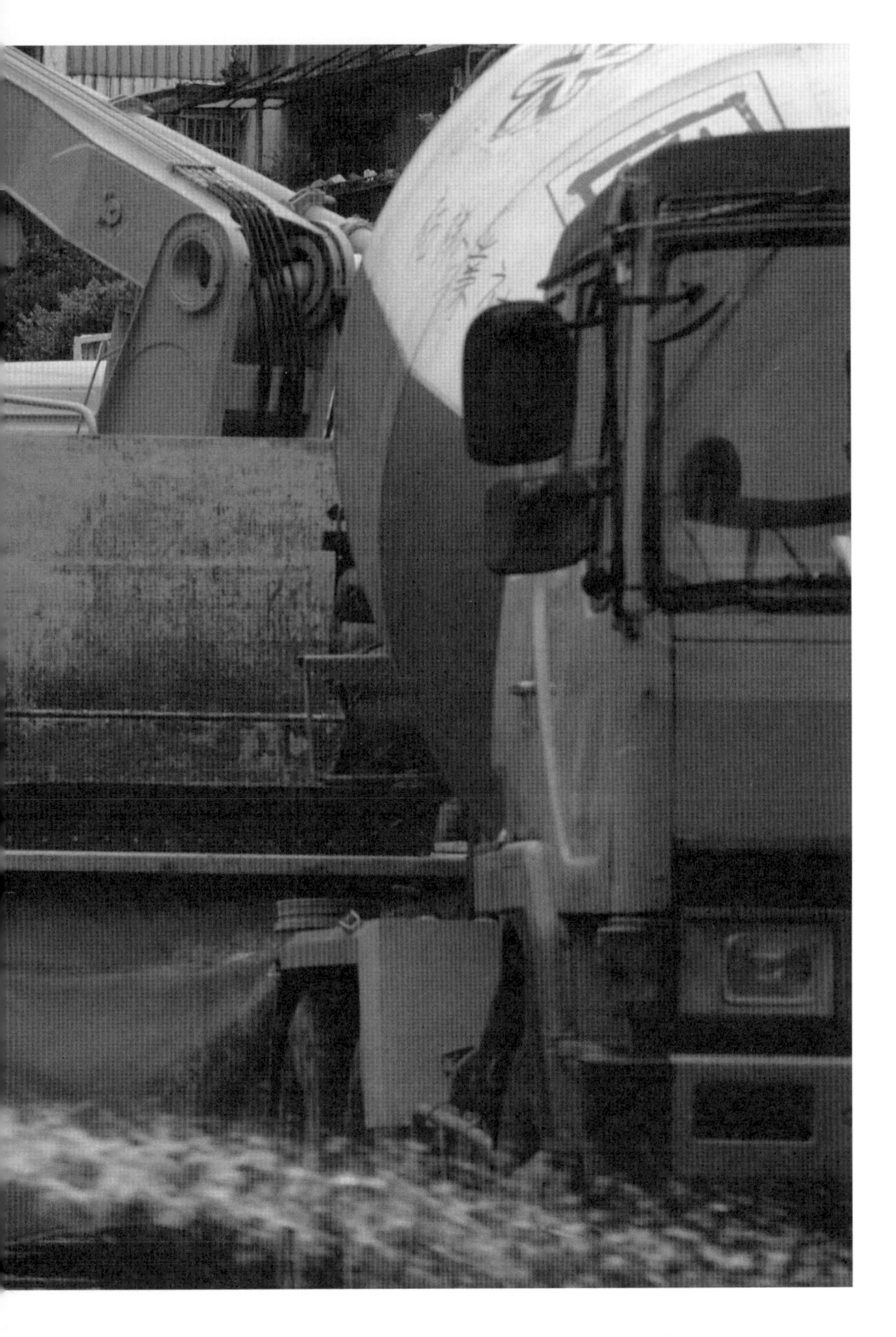

根據主計總處109年人力資源調查統計年報，營造工程業從業人數男女的占比，男性占88.6%（811,000人），女性則爲11.4%（104,000人）。北中南東各區，亦爲男性從業人數較高，東部地區相較於其他地區，女性從業人數相當少（僅3,000人）。四區的男女比例分別爲北「7.6：1」，中「7.9：1」，南「7.6：1」，東「9.3：1」；六都的男女比爲「6.7：1」，非六都的男女比爲「10.2：1」。

再看年齡的分布（表四），營造工程業最多的就業人口年齡在40-54歲區間，共有379,000人，此區間前後人數開始遞減。女性從業人數20歲開始才有，男女主要較多人口的區間都是在40-54歲，65歲以上仍有從業人口，男性爲16,000人，女性1,000人。

（表四）

歲	男	女
15～19	9,000	0
20～24	52,000	4,000
25～29	68,000	11,000
30～34	76,000	10,000

歲	男	女
35 ～ 39	89,000	18,000
40 ～ 44	110,000	16,000
45 ～ 49	110,000	15,000
50 ～ 54	113,000	15,000
55 ～ 59	104,000	10,000
60 ～ 64	64,000	5,000
65 以上	16,000	1,000

教育程度方面，營造業從業者主要分布在高中、高職占40.6%，其次爲國中占25%，然後是專科及大學占24.5%，研究所2%，國小以下仍有7.8%。再針對男女分別做統計，其中兩者的主要教育程度人數最高的都是分布在高中、職，但次高有所不同，男性第二多的教育程度爲國中，女性第二多則是大學。

工作的時間與薪水

根據109年度主計總處所公告的人力資源調查統計年報，營造業從業人員的一週工作時數（表五），較多爲40-44小時，以一週工作天數爲5日計算，平均一日工時約爲8-9小時。

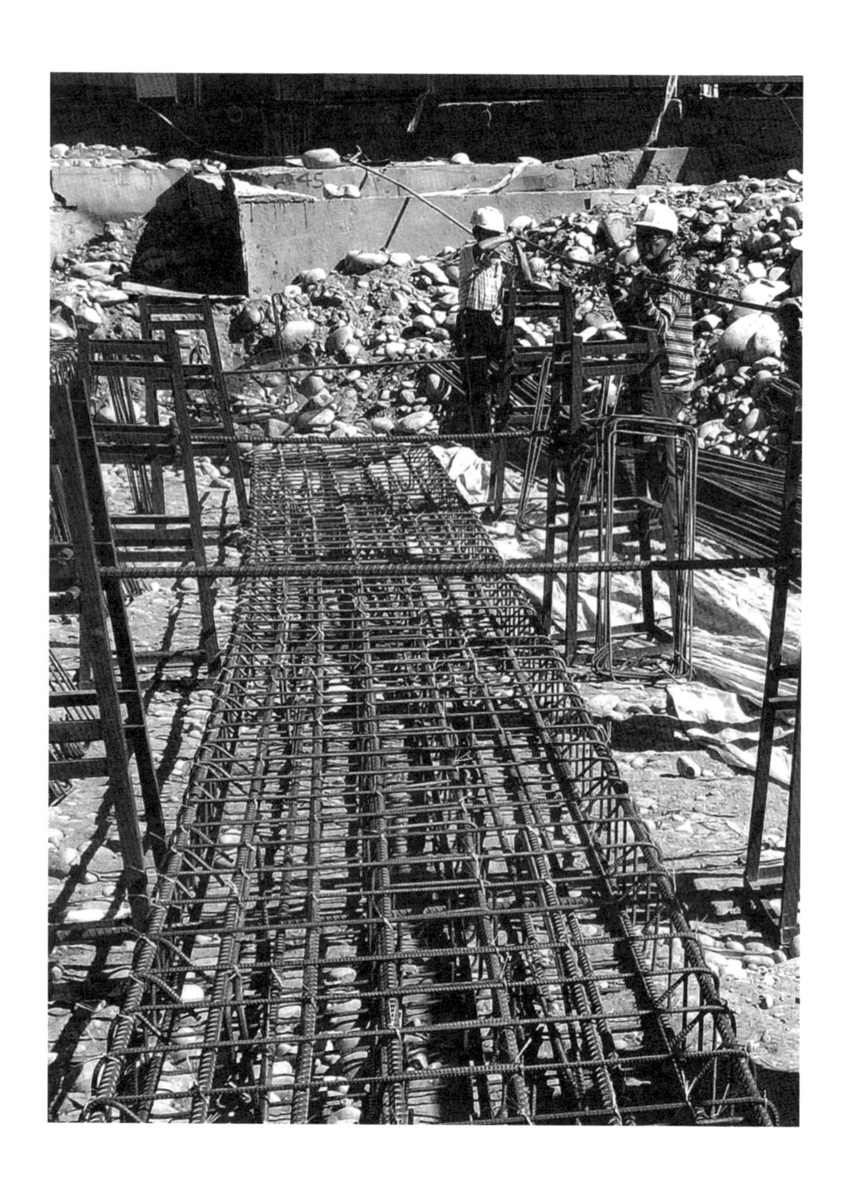

（表五）

每週工作小時	人數
未滿 15	9,000
15～19	18,000
20～29	38,000
30～34	32,000
35～39	62,000
40～44	573,000
45～49	151,000
50～59	23,000
60 及以上	5,000

再依照勞動部職類分析網站中的分類，營造業相關行業有「營建工程業」、「建築工程業」、「土木工程業」、「其他專門營造業」，取108年7月及109年7月所公布的薪資，做平均與分析。

依照勞動部職類別薪資調查動態查詢，營造業依照工作職別，薪資從25,000元到80,000元不等，大多數的職務落在25,000元至50,000元的薪資範圍，其中主要工作類別為「技藝、機械設備操作及組裝人員」；50,000元至80,000元薪資區間的職務為「主管及監督人員」、「專業人員」；薪資30,000元以下的職務為「基層技術工及勞力工」。

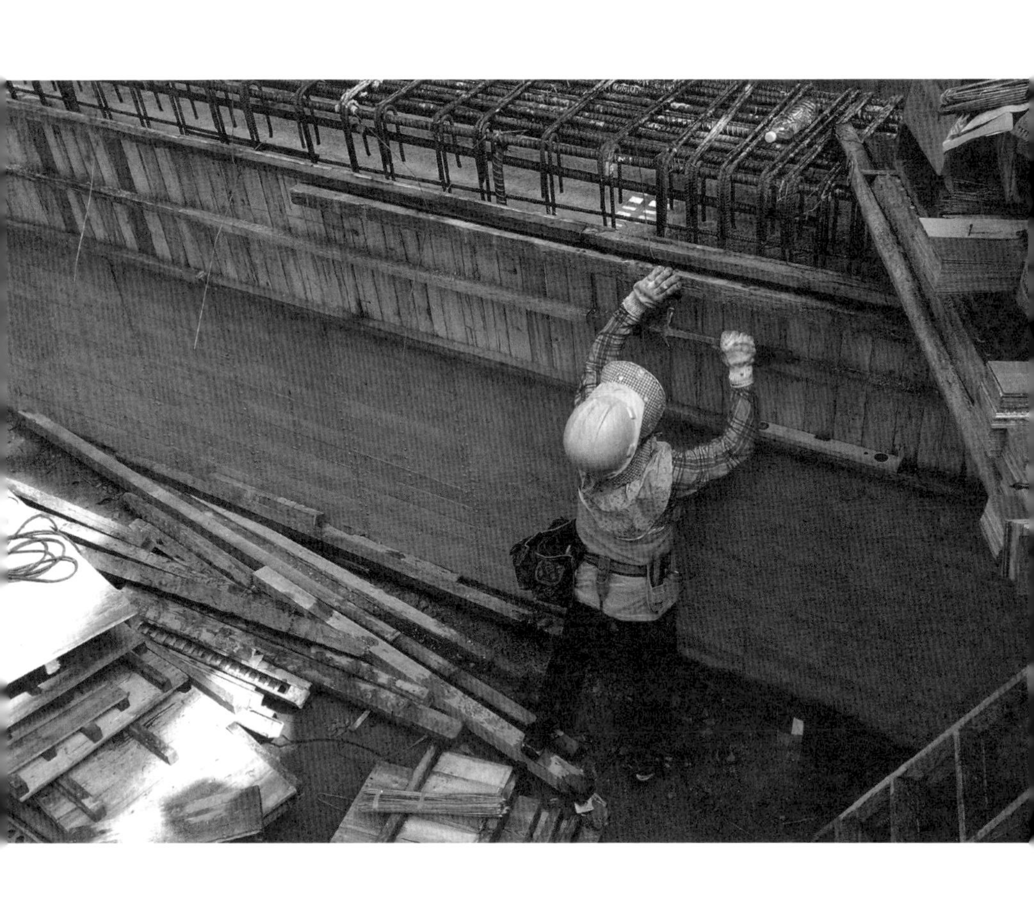

將薪資與從業人數交叉比對，人數最多的是「勞力工」，平均從業人數為98,407人，月薪資平均為29,215元。次高的「其他營建構造人員（含鷹架工）」，人數為45,573人，月薪資平均為34,215元。

依照勞動部對於職務內容的分類，呈現各職務的平均從業人數、平均薪資，從業人數最多的是「技藝、機械設備操作及組裝人員」有369,930人，該類別的平均薪資是37,971元；其次為「基層技術工及勞力工」，平均112,345人，平均薪資為28,124元；平均薪資最高的則是「主管及監督人員」41,655人，平均薪資為75,384元；人數最少的「專業人員」有27,167人，平均薪資則是次高63,080元。

03 頭家與領班

工地的管理人員包含公司的主管、職業安全衛生人員、工地主任、廠商負責人與領班。每個具有管理權力的人，相對於被他所管理的人來說都是「頭家」或「頭仔」。這稱呼通常是用來說那些付薪水的人，例如公司的老闆與員工之間有勞雇契約，或者是說業主與接受委託的人之間的關係，是廣義的「請人與被請」的關係，負責付錢工作的人也被稱爲頭家。

以下說明「發包與承包」間的契約關係，以及各工地「管人與被管」的權責關係。（圖一）

發包與承包

根據《職業安全衛生法》第二條，對於勞工與雇主的定義如下：「勞工指受僱從事工作獲致工資者；雇主指事業主或事業之經營負責人。」《勞動基準法》對於「雇主」的定義比較廣，指事業主或事業之經營負責人，或代表事業主處理有關勞工事務之人。

僱傭關係：《民法》第482條稱僱傭者，謂當事人約定，一方於一定或不定之期限內爲他方服勞務，他方給付報酬之契約。僱傭關係就像是一般事業單位工作職位的開缺，固定的給付薪資時間、受雇主指揮監督、固定的上下班時間。營造公司本身並不會長時期聘僱工程所需的所有人。公司內部長期的僱傭關係，主要是組織中較爲核心的管理階層、可流通於各個工地現場的人員等。

承攬關係：《民法》第490條稱承攬者，謂當事人約定，一方爲他方完成一定之工作，他方俟工作完成，給付報酬之契約。是由雙方約定以一定成果的完成，作爲標的之契約。承攬關係在工作上相對自由，然而承攬關係中「雙方的關係」不適用《勞動基準法》所定義的「勞工」，因而無法以《勞基法》進行工時、加退保、休假等規範。

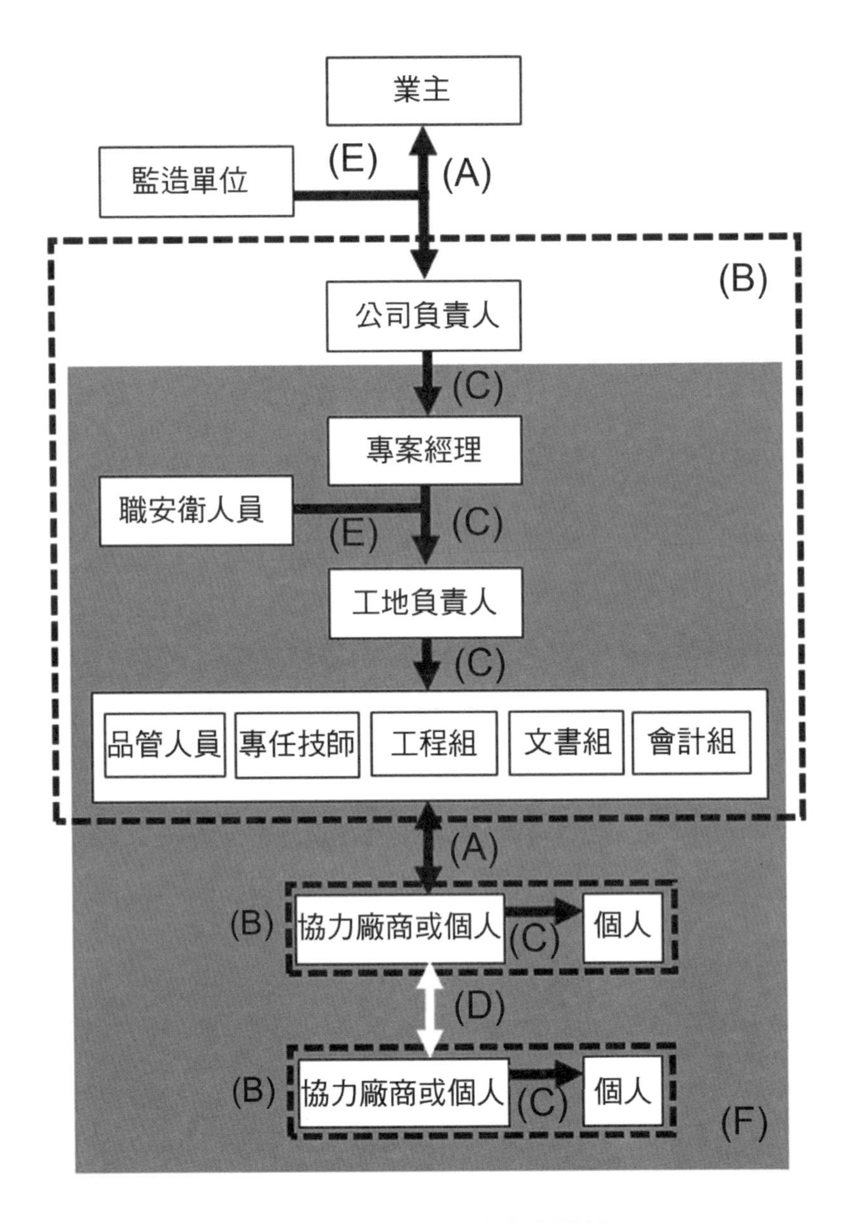

（圖一）工地主要角色與關係

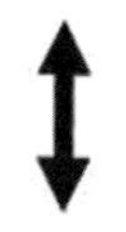

(A) 雙箭頭：承攬關係

(B) 虛框線：公司內部僱傭關係

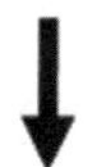

(C)單箭頭：直接管理關係

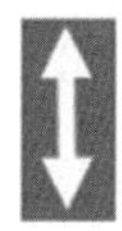

(D)白色雙箭頭：承攬關係/轉包

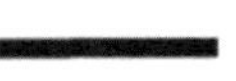

(E)實黑線：監督/督導關係

(F)灰底區域：工地場域

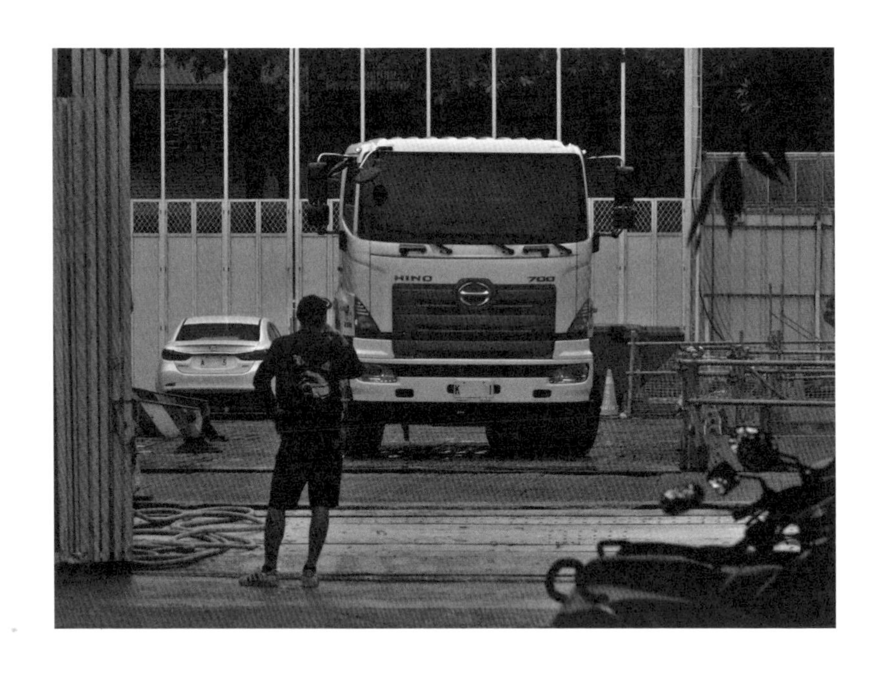
HINO
700

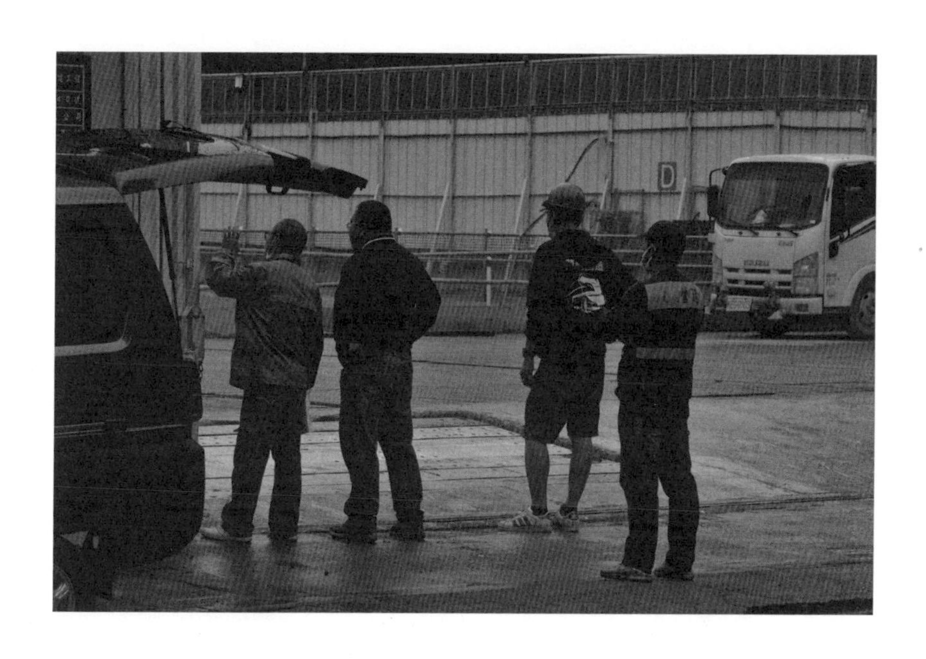

工地現場有各式各樣不同工作領域的職人參與，一個較具規模的建案，通常有一家或數家主要承接此案件的建設公司、營造公司或建築師事務所，負責籌措全部或是部分的營造案。他們再把各種工作發包出去，找到負責各種工作的中小型包商、工程行，這些都是在《營造業法》所定義的土木包工業；承包廠商自行決定是否接受案件、成本自行負擔、上班時間地點依照雙方協議內容，彼此的關係是為承攬關係。

下游的承包商再轉發工作，工人在不同的階段進入工地。如果是外部臨時找來的日薪人員，他們跟廠商之間屬於非固定性的僱傭關係，亦符合《勞基法》的勞工的身分，其雇主為各承包廠商。

部分工程案承包廠商因為人脈與信用較佳，會承接數樣工項，將比較低技術性的工作由廠商準備材料、找工人來完成，這些工人按工、按日計酬，俗稱「點工」。承接了之後再行發包給其他個人或廠商，賺取佣金或差價，俗稱「轉包」，也是屬於承包。

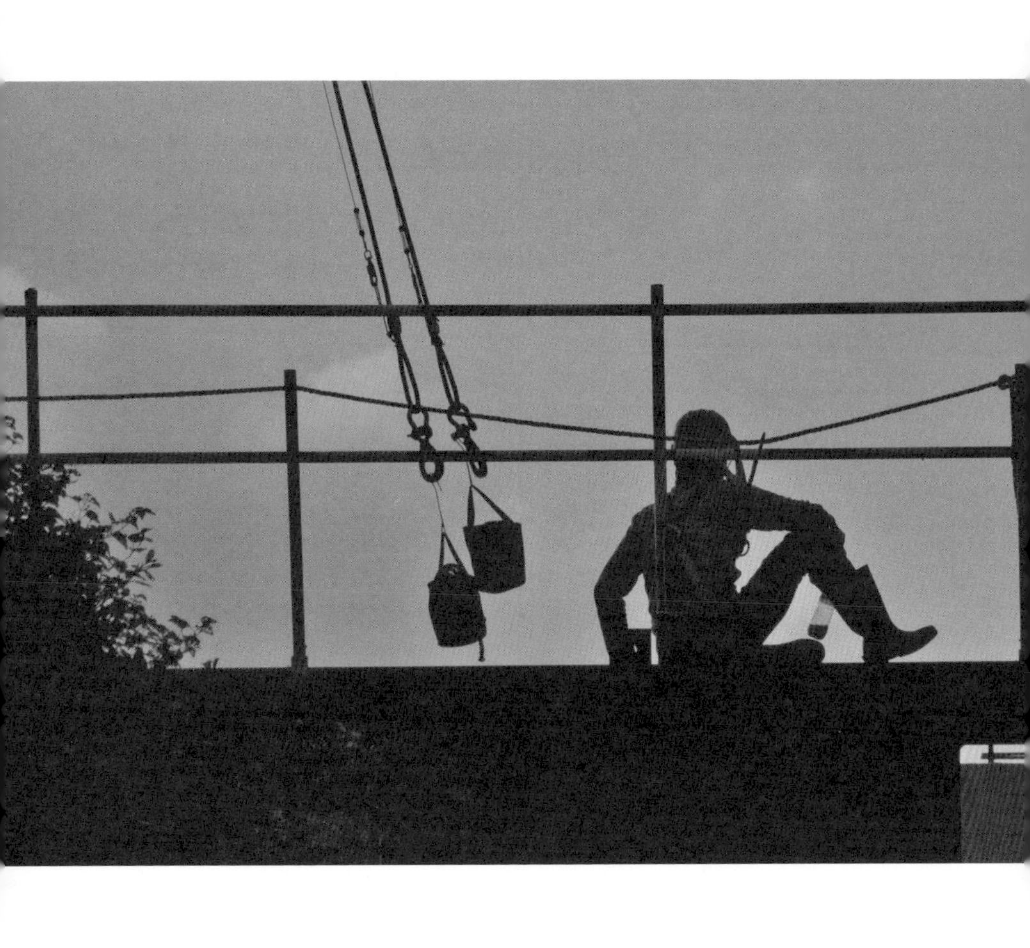

管人與被管

這些承攬廠商的工作調度與品質，由營造公司僱用的「工地主任」（簡稱主任）進行管理，這個角色的定位是根據《營造業法》30條規定：「營造業承攬一定金額或一定規模以上之工程，其施工期間，應於工地置工地主任。」另公共工程委員會「工程採購契約範本」第9條規定：「契約施工期間，廠商應指派適當之代表人為工地負責人，代表廠商駐在工地，督導施工，管理其員工及器材，並負責一切廠商應辦理事項。」簡單說工地負責人即是工地主任。除此之外，營造公司還須依照工地的規模，設置一定人數的職業安全衛生專責人員。主任與職安衛人員不會支付工作酬勞給工人，但是他們可以「讓你領到的錢變少」。

承攬工程的廠商負責出工管理，包含進入工地人員的招募、篩選，以及進出工地的時間、工作內容調配、人員行為規範等事項的配合。承包廠商派到工地的工人，通常是由承包廠商負責人或是另指定一人作爲「領班」。對工人來說，最直接的管理者是找他來上工的承包廠商負責人，或是現場管理的領班。

當營造公司的管理者發現工人在工地進行的工程內容或是行爲有安全疑慮的時候，緊急情況下會直接制止。若有工人行爲違反工地規定（例如抽菸、飲酒等），管理者需要先釐清這個工人是由哪一家廠商找來的，依約向該廠商索取罰款，或是扣工程給付的款項；廠商再跟其找來的當事人追討，常見用「扣住薪資，先繳罰款再領薪水」的方式進行處分。

有的廠商被管理單位罰錢，會向工人要求繳交加碼的罰款。違反規定的工人當然須承擔其過失，由此也可以看出在工地中所有契約關係的相關人士中，工人處於最弱勢的位置。他們流動性最高，也是在進行健康、衛生、安全宣導與輔導行動中，最需要照顧的主要對象。

負責特定工項的承包廠商工程任務完成之後，經過營造公司現場人員勘驗，彼此的權利義務關係隨著酬勞給付即告一個段落，下一場工地若有需求，再另行約定工作契約。營造公司與設計公司會優先洽詢長期合作的固定廠商，但這些廠商在每一場工程所找來的工人不一定是同一群工人。

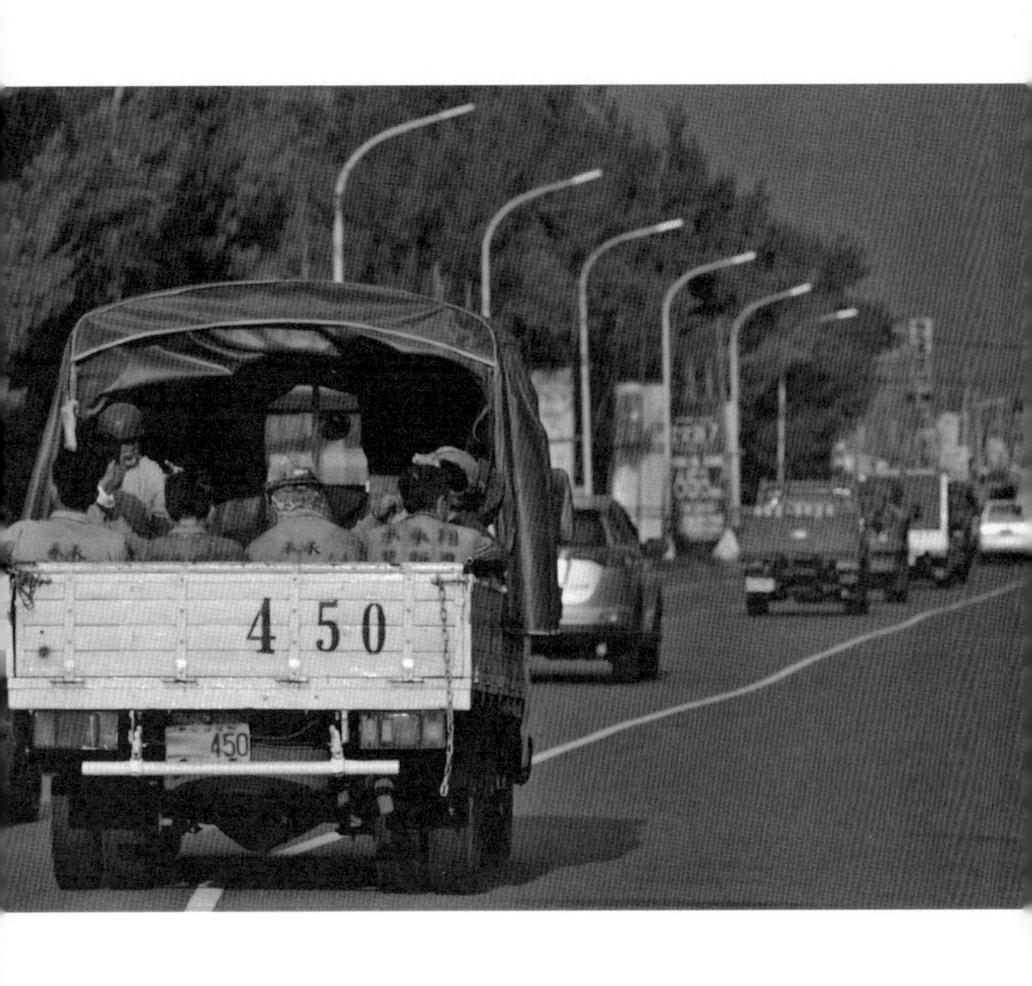
4 5 0
450

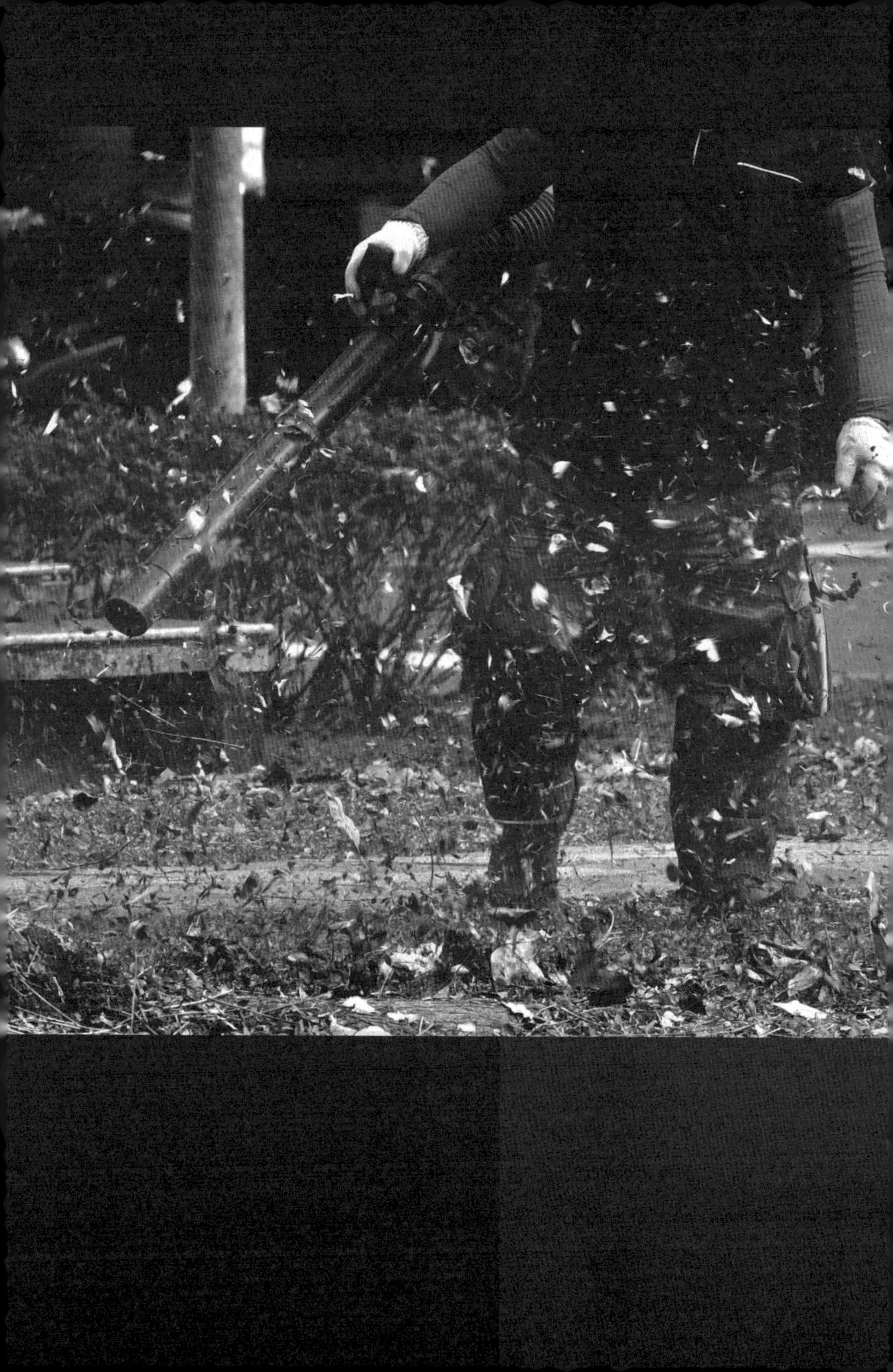

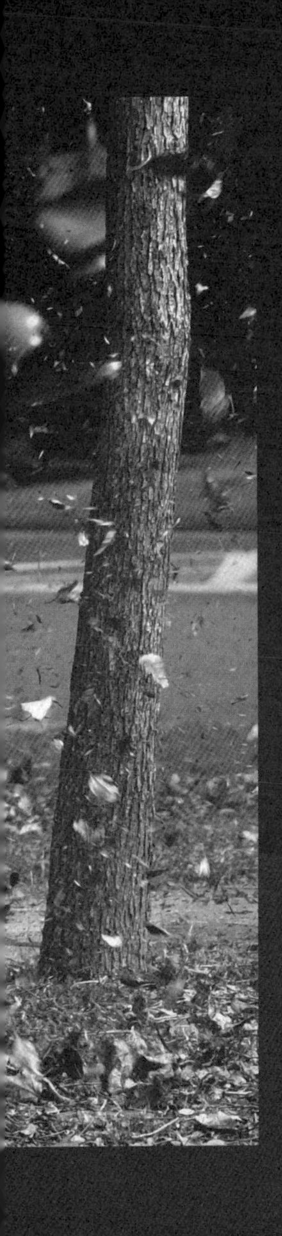

第2章

問題與機會

根據衛生福利部國民健康署 105 年癌症登記報告，死於口腔癌的前三大職業類別為「漁撈業」、「建築工程業」及「金屬製品製造業」。營造職場工人嚼檳的文化十分普遍，而嚼檳行為與口腔癌有高度的因果關係，同時，目前並沒有法令禁止工人在工地咀嚼檳榔。

到底，工人為什麼要吃檳榔？可以不吃嗎？是個人的習慣還是工地的環境造成的？有沒有可能改變這樣的行為？為了理解這些問題並且探究改善的機會，本章從營造職場的嚼檳行為，以及在工地內進行健康促進的機會加以探討。

04 在工地吃檳榔

會有害健康嗎？

西元2003年世界衛生組織國際癌症研究署（IARC）提出「檳榔籽屬第一類致癌物」的研究結論，證實即使嚼食不含任何添加物（荖花、白灰、紅灰）的檳榔籽也會致癌。根據國民健康署的資料顯示，國人口腔癌病例中有嚼食檳榔習慣的人占很高的比例，顯示嚼檳榔是導致口腔癌高發生率的主要原因。

參考衛生福利部109年死因統計資料，口腔癌爲男性惡性腫瘤死亡率第四位。發生及死亡年齡中位數均較其他癌症早10-20年，亦即經常發生於勞動年齡且爲家庭經濟來源之時，除對當事人健康及顏面造成嚴重影響之外，同時也對其家庭帶來很大的心理和經濟負擔。

台灣地區罹患口腔癌的患者近年持續上升，根據癌症登記資料和死因統計，近十年來，台灣每年罹患口腔癌的人數已上升2倍，每年約有5,800名新診斷口腔癌個案，3,000人因口腔癌死亡，爲台灣男性所罹患的主要癌症中，發生和死亡情形增加最快速者。目前口腔癌已成爲台灣男性十大癌症死因的第四位，死亡年齡亦較其他癌症年輕。根據衛生福利統計動向顯示，107年國人口腔癌死亡人數爲3,027人，標準化死亡率爲每十萬人口8.1人，較97年上升4.8%，其中男性每十萬人口15.6人，女性爲1.2人，男性爲女性之13倍，且男性死亡人數占口腔癌死亡人數9成以上。

根據衛福部108年健康促進統計年報針對台灣民眾嚼食檳榔的狀況進行抽樣調查，107年、108年，在有效的樣本中，男性嚼食檳榔的比例高於女性。107年男性約爲女性的6.8倍，108年兩性嚼食檳榔抽樣人數的差距，又拉大到男性約爲女性的10倍。108年男性占整體抽樣人數約4.27%，女性則爲0.41%。

根據衛福部108年健康促進統計年報以及主計總處109年人力資源調查統計年報兩份資料，比對營造業從業人數較多的年齡區間（表六），發現其與嚼檳人口比例較高的年齡區間有高度重疊（圖二）。

（表六）

嚼檳率	40～49歲（5.40%）	30～39歲（4.30%）	50～64歲（3.20%）
營建業從業人數	50～54歲（128,000人）	40～44歲（125,000人）	45～49歲（125,000人）

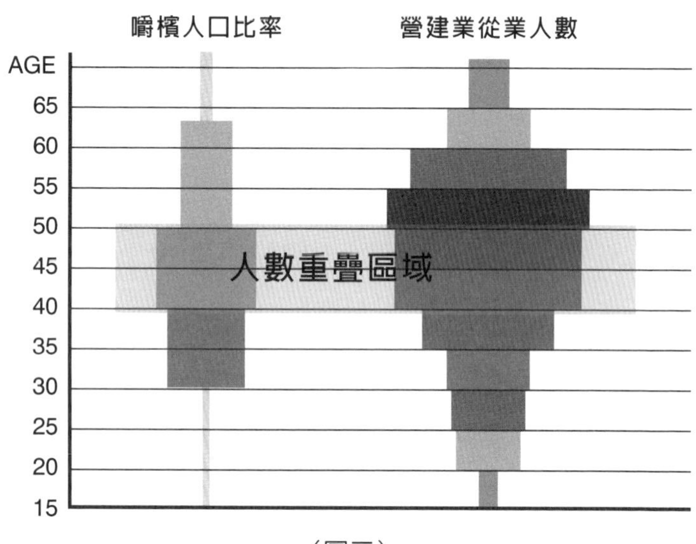

（圖二）

習慣怎麼來的

在建築工地環境，嚼食檳榔的工地人員比例極高。以本研究104年於中部工地進行口腔黏膜篩檢爲例，66人中有8人呈陽性反應，其陽性比例高達12.1％，而這數字僅僅爲兩個工地的檢查結果。

什麼時候開始吃

在工地裡檳榔不離手的人，究竟是從事營造業之後受到工作環境影響才接觸檳榔的比例比較高？或是學生時期還沒有進入工地之前，就開始吃檳榔的比例比較高？研究訪談的工地管理者表示這兩者的比例應是各占一半。形成習慣的原因，與所處的環境有絕對的關聯。例如有工人說，進到工地後，身邊工作夥伴有在抽菸、吃檳榔，看久了也想說吃一下好了，嘗試看看後就養成習慣了。

但是，有嚼食檳榔習慣的工人，嚼食檳榔的起點卻不一定都是因爲接觸營造業。蠻大比例在他原本接觸的環境，譬如家庭、社團、前一份工作等，就已開

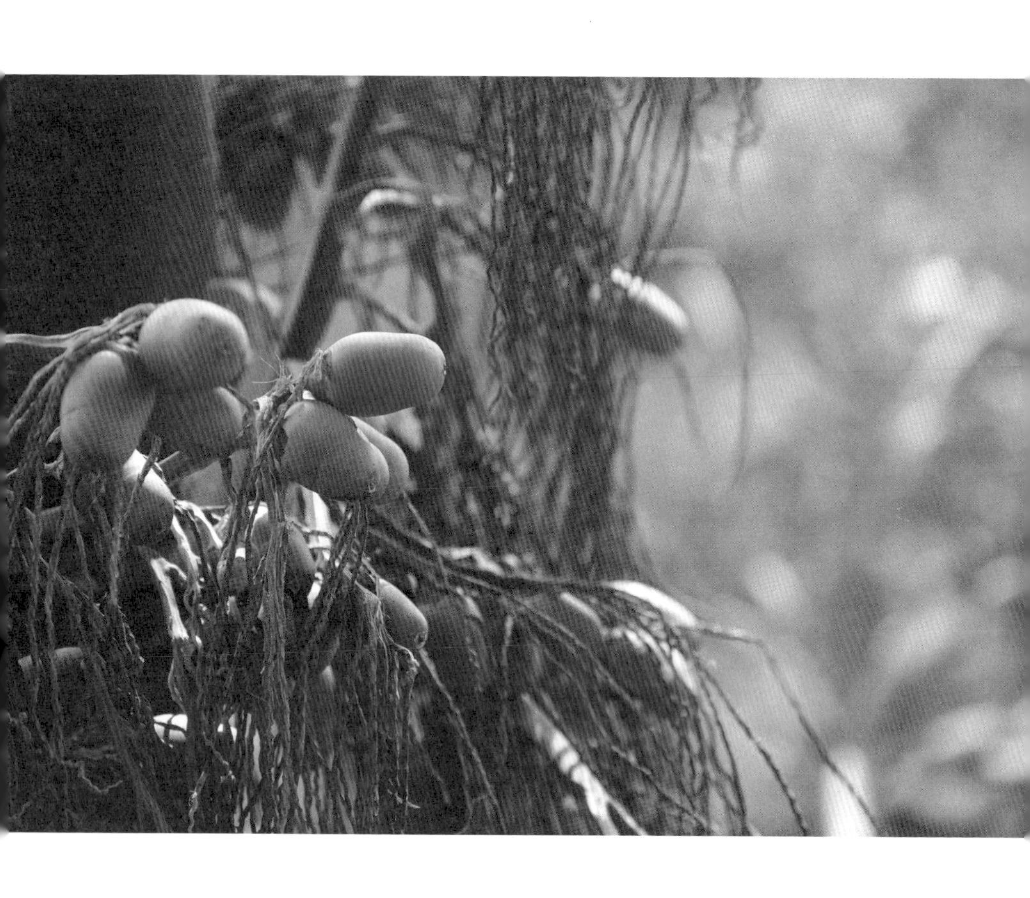

始接觸檳榔。如果是家中就有嚼食檳榔習慣的人，耳濡目染之下，也很容易開始嚼食檳榔。工地現場有部分職務工作技術門檻不高的工人在營造業工地時間不長、流動性高，或有多種工作交替，無法清楚認定究竟是在哪個職場接觸到檳榔。

為什麼要吃

吃檳榔有什麼作用？根據國內研究指出檳榔籽中的主要成分檳榔鹼會影響自律神經系統，作用在副交感神經時會引起興奮反應，包括增加心率、血壓及體溫升高等，而覺得檳榔有保暖提神的效果。其次是感覺有個東西在咬，可降低緊張感。

相較於其他的休閒方式，菸檳是在工地比較容易取得的物品。早期工地裡重視師徒階層，會利用檳榔和師傅建立關係，新進年輕工人的嚼檳行爲，也會因爲同儕壓力而提高；擔心不吃或是拒絕別人遞過來的檳榔邀請會不會造成無法跟其他人相處，影響到自己的工作。

有些年輕的工地主任或管理人員表示他們本來無嚼檳習慣，但覺得不吃檳榔無法與師傅及工人社交，也會造成管理上的阻礙。對於工地的管理者來說，隨身攜帶的香菸與檳榔是他與擁有上下管理權的人之間的社交物品；一起抽菸與吃檳榔是一種社交行爲，對於工作交付與要求之任務的完成更有利，因爲伴隨彼此分享與一致的行爲，改善了彼此的信任關係。

有一位在工地操作重機具的工人表示，自己的工作需要長時間的專注力，工作壓力很大，嚼食檳榔有助於他轉移緊張感，讓他更能專心在機具操作上。亦有部分工人覺得檳榔已成爲生活所需的一部分，將它視爲是苦悶工作的唯一休閒。另一嚼檳十幾年的工人表示，自己想要戒檳榔但是「不敢戒」，覺得吃習慣了，如果不吃的話牙齒會搖，需要一直咀嚼，「靠著咬著檳榔的壓力，讓牙齒不要往下掉」。

都去哪裡買

工人會購買檳榔的主要管道是檳榔攤，大多是上工途中、工地附近的檳榔攤，不足的量則趁午休時間在福利社或工地附近的「小蜜蜂」補充。小蜜蜂原指揹著走路或騎車載著冰桶的小販，工地小蜜蜂專指有的業者用休旅車、小貨車、汽車改裝成「行動福利社」，停駐在工地旁賣飲料、便當、點心零食、檳榔等給工人。

工地小蜜蜂可說是與工地相應而生的產業，他們會開車四處去繞，找建案量多的地方駐點。許多工地位在重劃區，周圍不是空地就是工地，有些土木工程工地包含橋梁、道路等，附近如果沒有便利商店或福利社，工人就會去找小蜜蜂買東西。這就是工人的便利商店。

都會型的建築工地附近商業機能健全，便利商店、飲料店林立，小蜜蜂可能就不會在這區域駐點。訪談對象有台北市區一工地的工人，表示他的工地沒有看過小蜜蜂出現，因爲工地旁邊就有兩家便利商店，要買東西很方便，小蜜蜂賣的價錢跟便利商店一樣，去便利商店買還有優惠、有發票，選擇又多。

有沒有想要戒

因爲手機、網路的普遍，資訊的傳遞與獲取變得非常容易。目前工人對於吃檳榔不好這個觀念，「知道」的程度非常高，對於檳榔危害普遍已有正確的認知。訪談中有工人表示，從小家中的長輩都有嚼食檳榔的習慣，家裡冰箱隨時擺放檳榔，有長輩說檳榔是水果啊！雖然在網路、電視或工地衛教宣導中聽到「檳榔籽即是致癌物」的說法，但是他們心中的疑問卻是：「可是，家中的長輩吃了幾十年檳榔仍是身強體壯？」

取得正確資訊不再是問題，工人們並非因爲認知錯誤、或認知不足，而不願意戒除或減少嚼檳。但，爲什麼知道吃檳榔不好，卻不願意戒除檳榔呢？

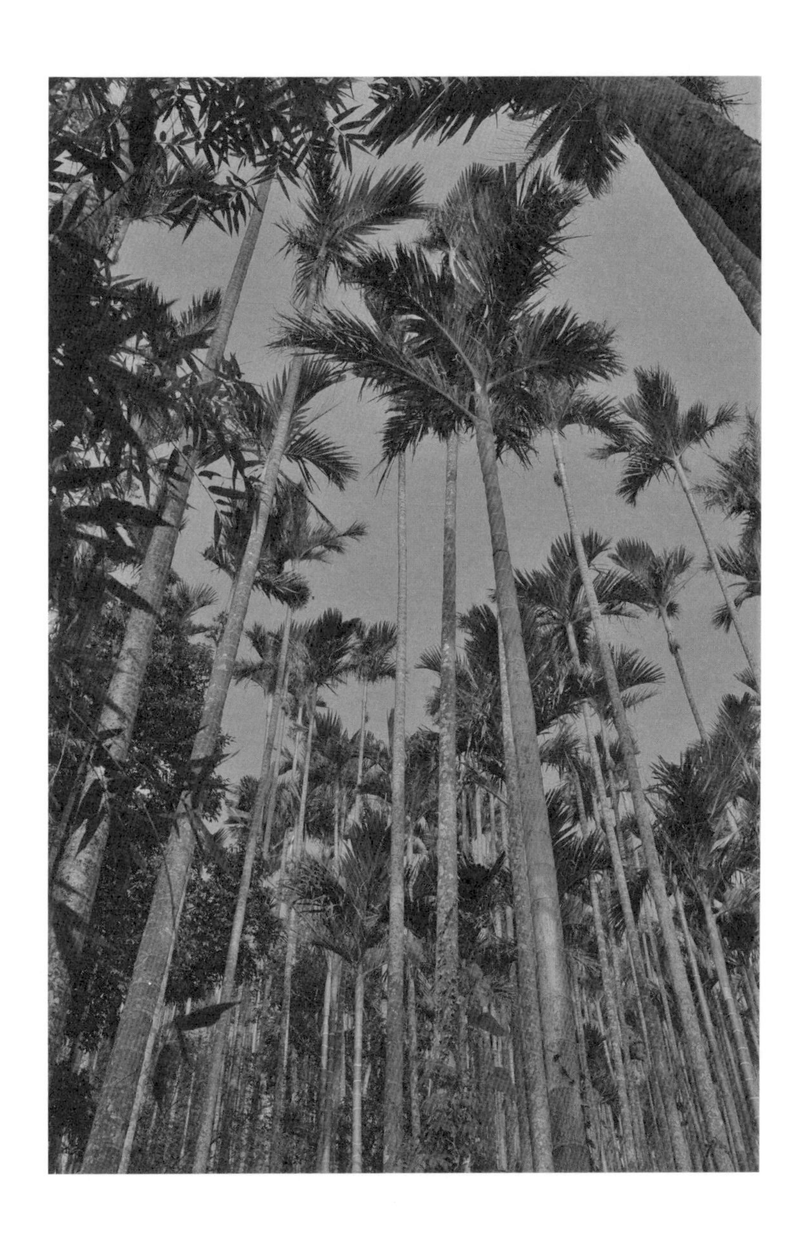

雖然知道吃檳榔不好，但大多數人覺得「倒楣的、會罹癌的那個人不會輪到我」。縱使知道吃檳榔有罹癌風險，但眞實生活上很少遇到身邊的人罹癌，或沒見過罹患口腔癌的患者，便覺得這樣的風險距離自己很遠。遇到這種「鐵齒」的人，必須要設法打開心中的門窗。

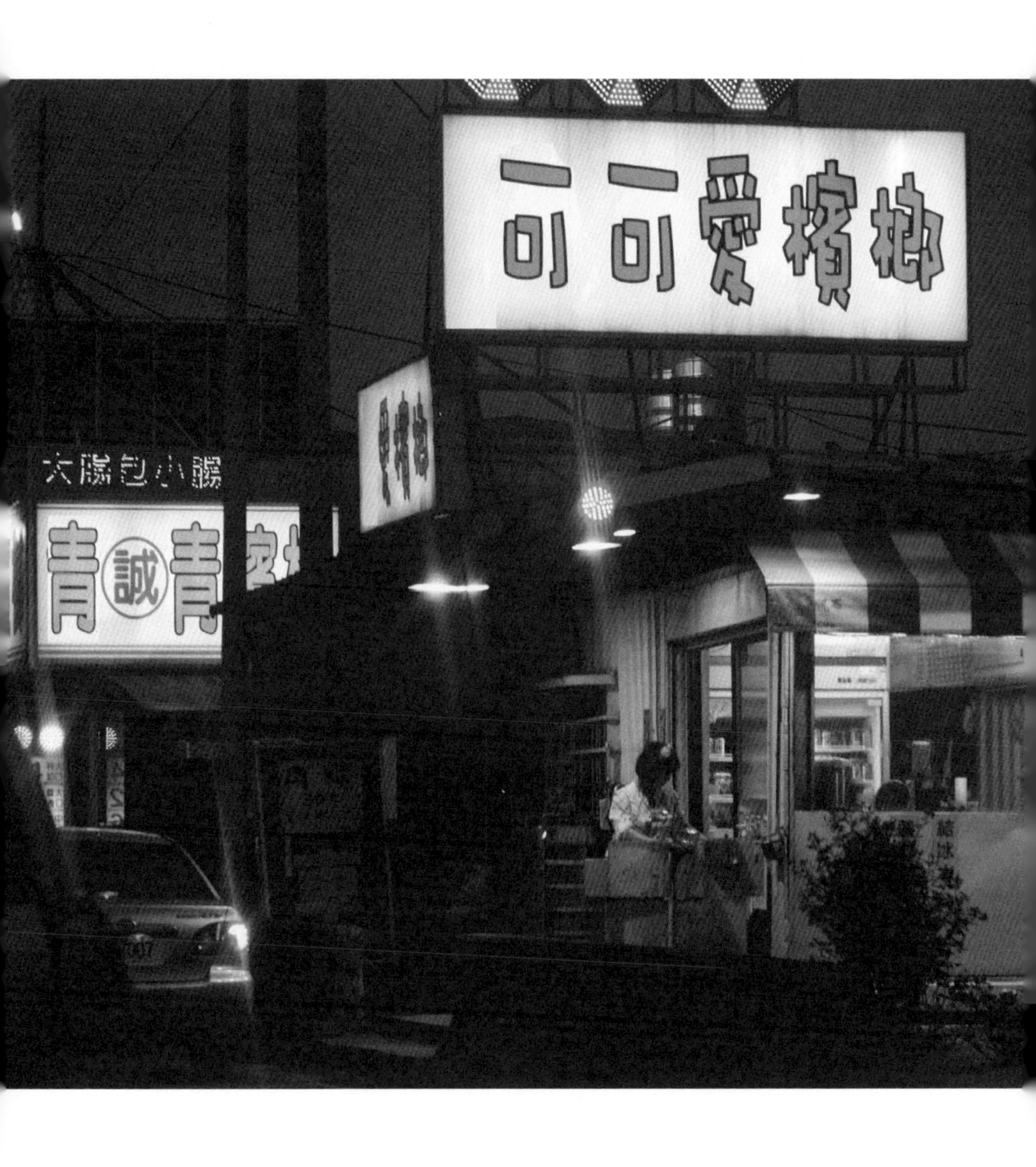
可可愛檳榔
愛檳榔
大腸包小腸
青誠青

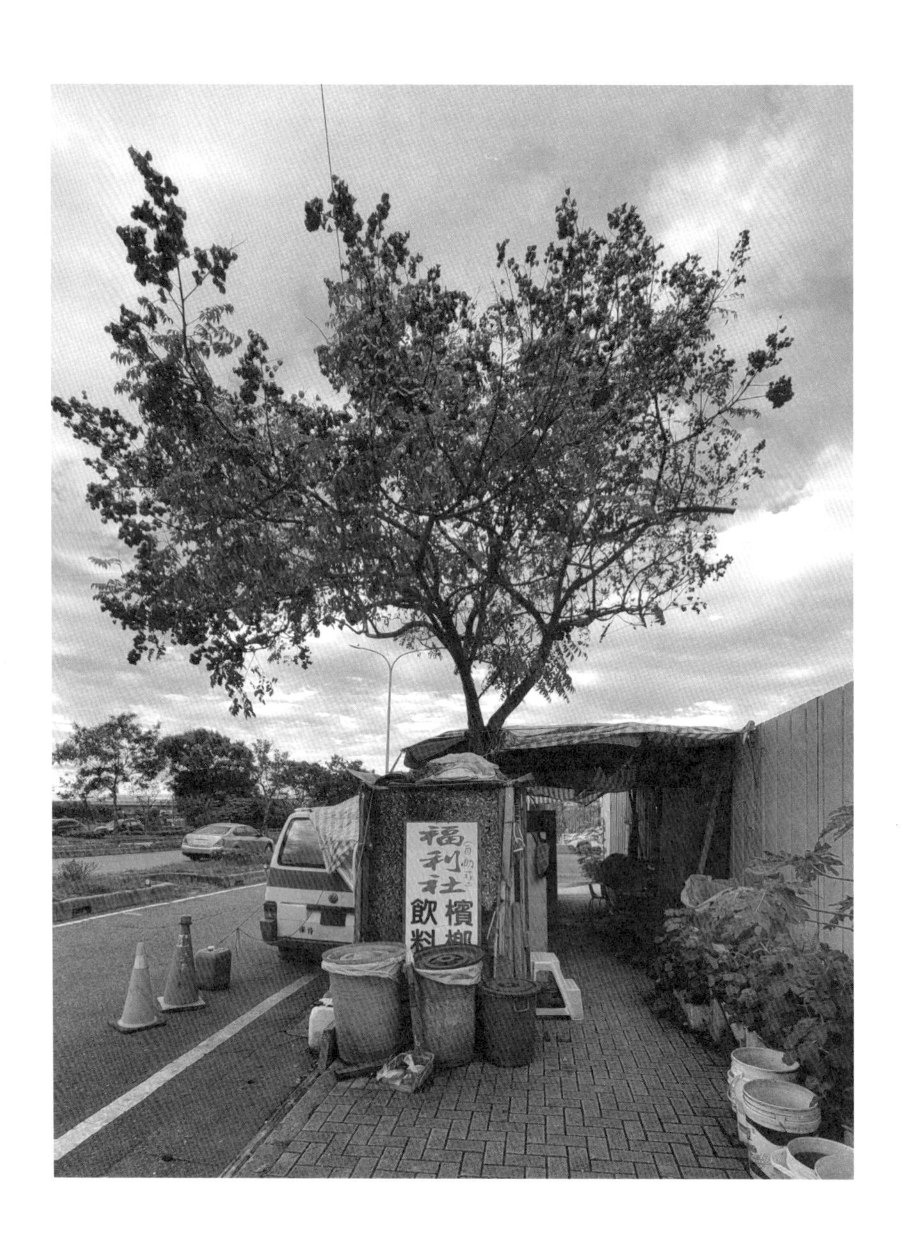
福利社
檳榔
飲料

05 走向更健康的路

如何讓吃檳榔的工人可以少吃些、改掉習慣？本研究在計畫中開發了兩大行動策略，一是建置無檳的工地環境：包含人員講習、推廣宣導、工地環境資訊的建置；二是以口腔黏膜爲主的癌症篩檢。這兩項行動的交互推動，可以因應工地的情況，找到切入的機會，待後面章節再詳述其策略，以下概述這兩大行動面對的阻力。

工地的管理首重工程進度與品質，其次是落實法令明定的安全、衛生等課題。至於抽菸或吃檳榔的行爲對於管理者來說，只要工作區無明火的危險，或是對於環境整潔的危害不高，不大會去在意。

健康促進的工作者在與工地管理者洽談的過程，直接表明要做戒檳的宣導，通常會遇到阻礙，畢竟對於工地管理者來說，這不但並非他的首要任務，還可能對他找工人來完成工程任務有影響；必須要用比較間接的方式，從討論對方關心的事情開始，花比較多時間的溝通，才有機會打開這個心結。

無檳榔的工地

現行《職業安全衛生法》的子法「高架作業勞工保護措施標準」禁止酒醉或有酒醉之虞者從事高架作業，在工地中飲用含酒精之飲料有明確的法規。工地抽菸的行爲則可使用《菸害防制法》來處理，雖然該法對於工地禁菸的管制只有「三人以上的室內空間不得抽菸」之限制。雇主爲了工地安全，常會在契約中註明抽菸飲酒的罰則。

至於工地嚼檳榔的行爲，目前並沒有相關法令限制，只有很少數工地會要求工人不得咀嚼檳榔，少數較具規模的營造公司或是業主會將禁止嚼檳納入契約。不像工地對於菸與酒的管制的概念，「工地不吃檳榔」還沒有成爲普遍的認知，營造公司對承包廠

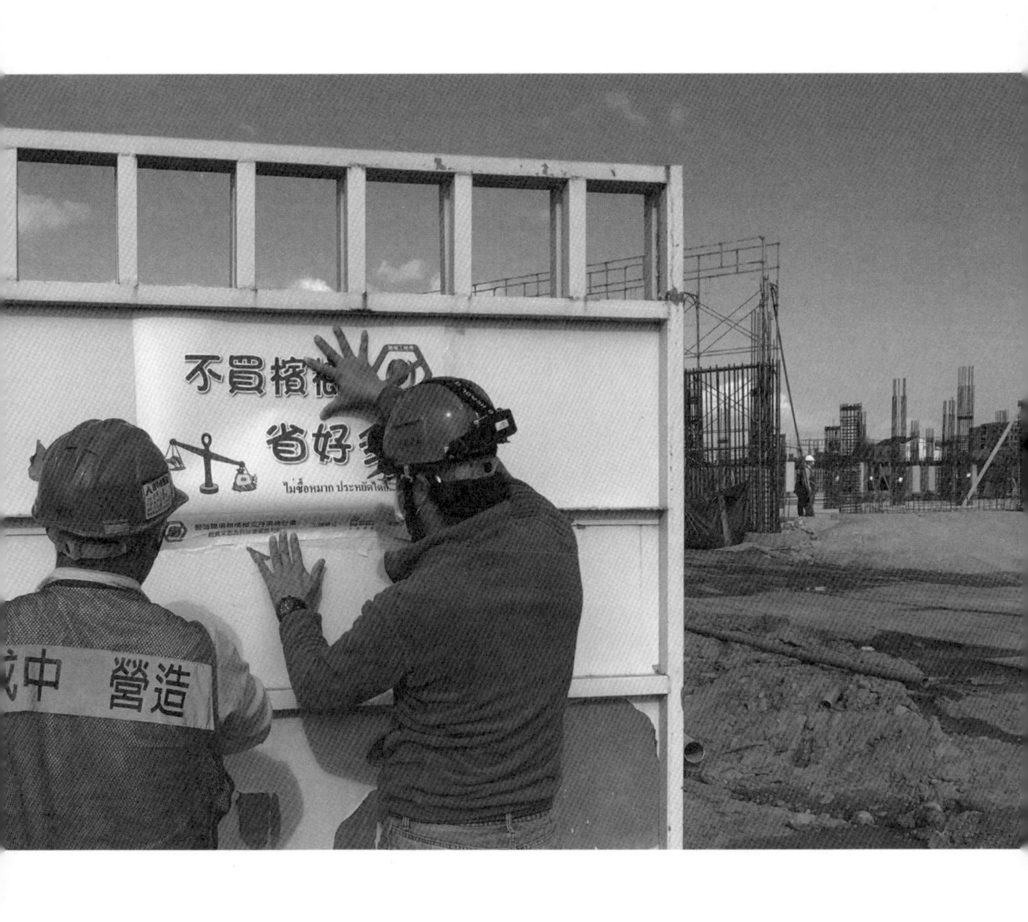
不買檳
省好
ไม่ซื้อหมาก ประหยัดได้
中 營造

商提出這樣的要求，擔心會受到質疑而不願意承接工作；縱使廠商的負責人本身沒有嚼檳的習慣，他也會擔心手下的工人不配合。

目前台灣營造案量對工人的需求遠大於實際可找到的人數時，若營造公司找廠商的時候提出如此的要求，會擔心造成更找不到工人的情形，尤其趕工的時候，具專業技術的工人已經一工難求，所以廠商對於增加這項限制的意願普遍不高。

根據本研究這幾年的觀察，工地咀嚼檳榔的現象的確有緩解。一位資深工地管理者在訪談中表示，工地吃檳榔的情形已經不如一、二十年前盛行。其中的原因是多重的，評估自從《菸害防治法》以及嚴格取締酒駕實施以來，工地使用菸與酒當作社交行爲的文化已經漸趨隱性，並不是說從此杜絕，而是會躲在更隱蔽的地方。另一方面，「我不抽菸」、「我沒吃（檳榔）」、「不喝，我等下要開車」等當作拒絕的說法，已經成爲很自然、不得罪的對話內容之選項。

另一項因素是年輕世代更在意外貌與形象，訪談過程幾次聽到年長工人表示「現在工地的年輕工人吃檳榔的很少了」的說法。究其原因可能是年輕一代的工人較注重個人形象，不想有吃檳榔常見的紅嘴唇紅牙齒影響外觀。有工地管理者表示，自己從事營造工作已近三十年，早期年輕人用一包檳榔來象徵自己「轉大人」，互請檳榔交朋友。目前年輕人文化已不同過去，這也會帶動工地文化的改變，工地的人對於檳榔的認知確實有提升。

在工地做口篩

對嚼檳榔的人來說，口腔黏膜篩檢可以有效發現病變，早發現早治療，痊癒的機率很高。《職業安全衛生法》已有規定相關的健康檢查，它是針對有抽菸與嚼檳行為的人，兩年一次的免費檢查。但是工人例行健康檢查時，卻不一定有做口腔黏膜篩檢。

用一個比較的情況來說，健康促進行動要介入工地的日常，使用「戒檳宣導」或是「健康檢查」兩個選項讓工地管理人員選擇，後者當然比較受歡迎。一方面那是免費提供的服務，並不是要去干涉他們的嚼檳行爲，或是對他們說道理、講原則。然而，這需要克服實務上的障礙，必須先回歸工地管理的實務，以及了解工地的人怎麼想。

走進工地的大門

108年以前，醫療院所進入工地進行口腔癌篩檢是個陌生的情境，對於醫療院所來說，派遣人員到工地進行篩檢的成本很高，至少需要一位耳鼻喉科醫師與一到兩位護理人員，交通往返、設施張羅與現場陳設撤除等等，需要在工地花長時間布置，甚至可能臨時改期；如此一來會造成醫療院所派遣人員花費與時間倍增，相對要付出的成本也提高了。

政府對於工地篩檢的補貼考慮成本與效率，希望每一場的人數越高越好，超過一定人數可以另外請領補助，以回應醫院管理方對於財務成本的考量。然而，工地規模大小不同，工程進度每個階段的人數與工種不同，工地現場無法有固定與穩定的工人數量。

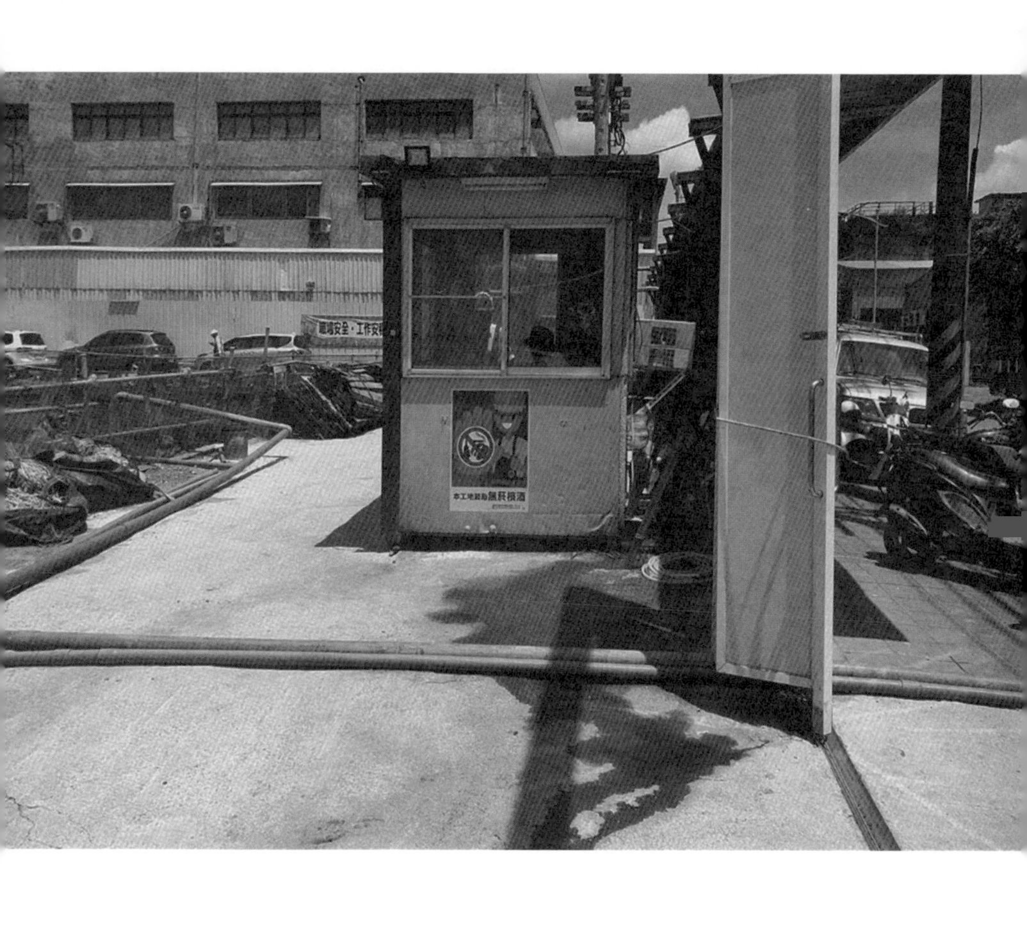
職場安全・工作安
無菸檳酒

有些情況下縱使事前已經溝通清楚，工地主任也與承包廠商事先安排好篩檢的時間與場地，篩檢的計畫還是有可能會因爲出現突發狀況而改變。比如說突然下雨停工，或是工料未能即時進場等，部分工種的工人在工地無事可做，主任或領班便會再另行安排調派。

篩檢的任務對於工地管理人員來說，並非日常例行的業務，在部分篩檢計畫的案例中即有出現工地遺漏告知醫療院所的事件，以致於醫療院所派遣的篩檢團隊到了現場卻等無人。對工地來說，因爲各種因素產生臨時的變動，需要將人力、物料、機具做調度，是很尋常的事情。但是這對於醫療院所方面來說，可能剛好是長期以來少數去工地篩檢的時機，結果就遇到了，感覺大不同，對他們是無預期、預想以外的負擔。

工地的人怎麼想

再來看管理者的想法，他們對於篩檢的抗性可分兩個面向來談，一是時間因素，二是意願因素。首先，管理者擔心花時間篩檢會延誤工程進度。以工

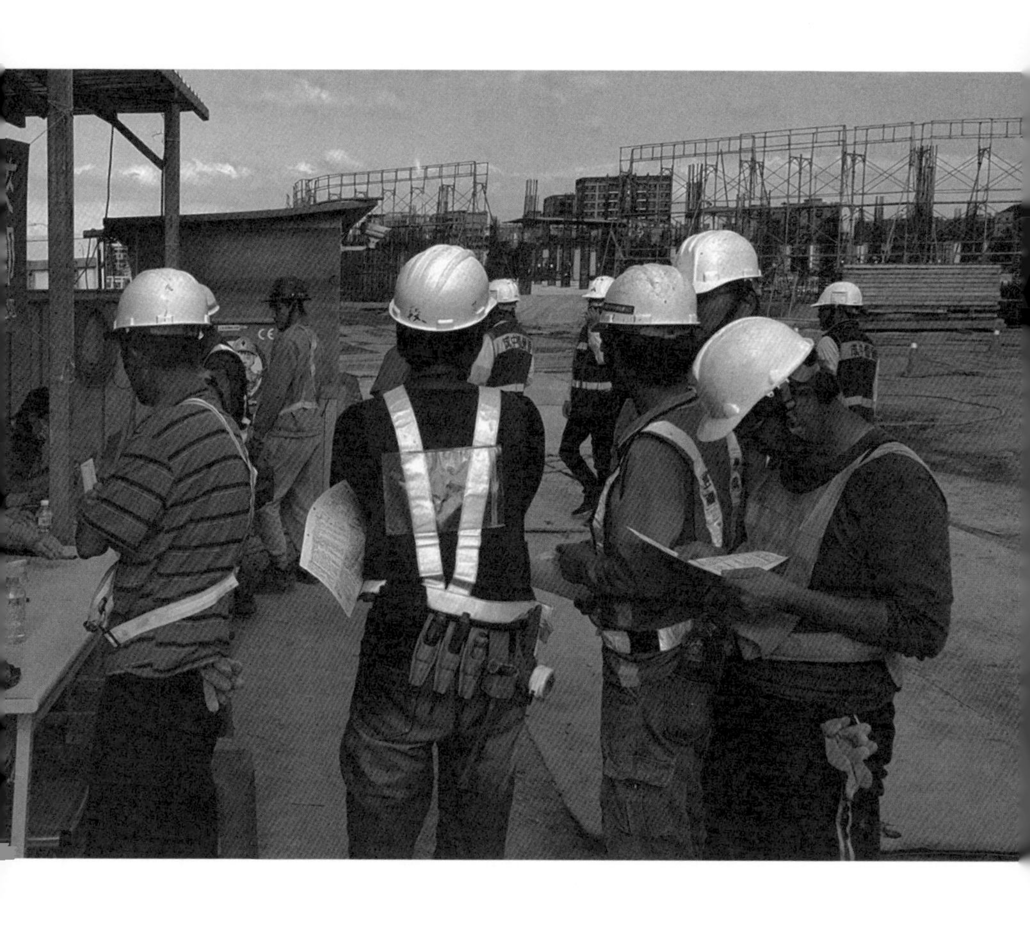

地工作進度的不確定性、工人流動的狀態，無法特別安排時間進行篩檢；提供篩檢的醫院，因爲請領補助的限制，希望每次完成篩檢的人數需要達到一定的人數，這也會讓管理者因爲擔心無法聚集到足夠的人數接受篩檢，故無法做出承諾而加以婉拒。

其次是意願因素，由於新增加的篩檢活動與工地以工務爲主的活動不同，並非必要業務，管理者擔心要求工人配合，會造成反彈。另一方面，廠商承攬工作之後，現場由他找來的工人是跟他領薪水的，工人不上工地趕工而花時間排隊篩檢，這段時間的工資是由他付錢。這一思考下來，拒絕的意見就會從領班反映到工地主任。總之，要進入工地篩檢，在接洽的過程需要比較好的溝通技巧。

就多數領日薪的工人來說，一天不去上工卻去醫院做檢查，就是少賺一天的錢。工地安排篩檢對工人來說很方便，上工前後或是中午休息時間做一下篩檢，大部分的工人都覺得很方便。至於工人意願的部

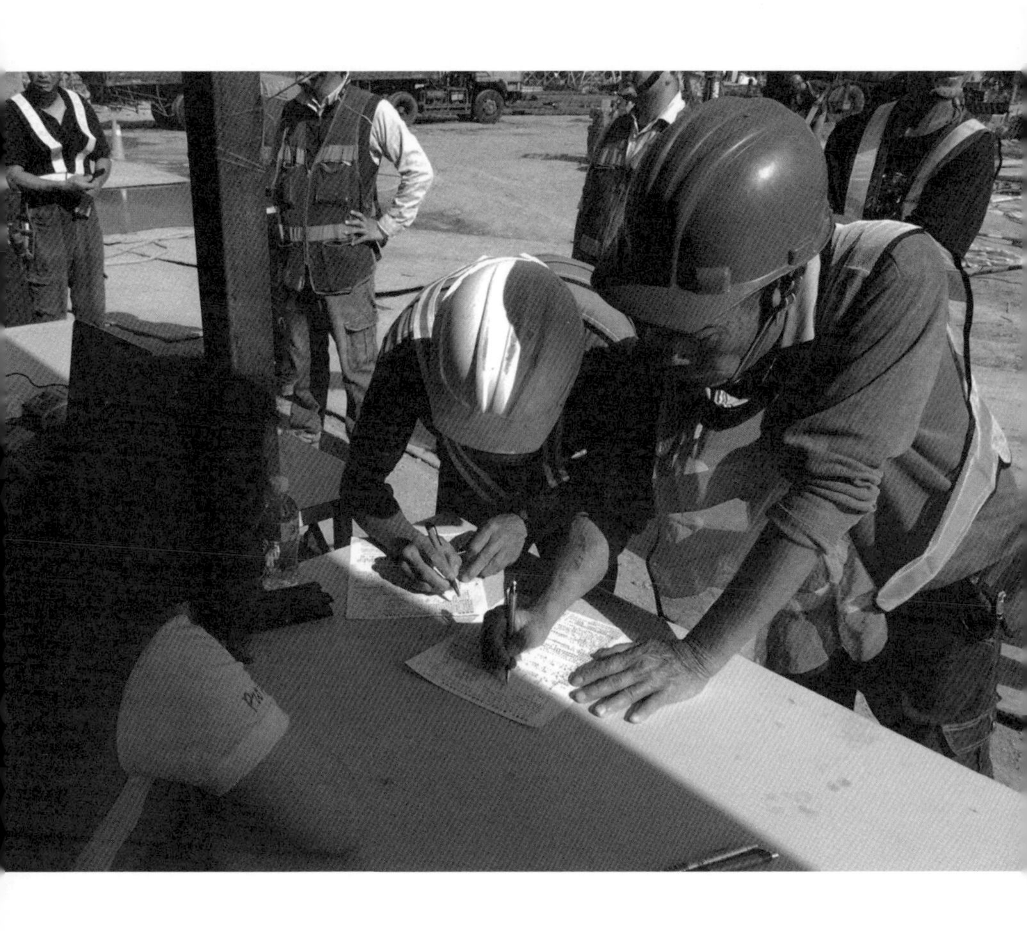

分則要看一下思考路徑的分析（圖三），從工人的角度來思考參加篩檢，有兩個選項，選擇不做的話比較簡單，就是直接走到「B不理會，繼續上工」。如果選擇做篩檢，會有陰性與陽性的結果，若是陰性的話也是繼續上工，還是走到「B」。

如果篩檢結果是陽性的話，會如何？那就會比較麻煩，需要開始思考要不要就醫？就醫之後將會如何？要動手術嗎？手術之後還能正常工作嗎？這時會進入「A」的情況，面臨一連串未知數的情境。尤其，針對高風險群工人長年進行的宣導，對於咀嚼檳榔而造成口腔病變、動手術的相關圖片早已形成深刻印象，想到檢查如果是陽性而必須就醫，心中便會直接連結到那些畫面而感到不安。

有的人就算篩檢出來是陽性，出於各種原因仍然不會去醫院就醫，接到醫院陽性個案追蹤打來關懷的電話，對於就醫也是卻步不前。在圖三中「是否篩檢」與「是否就醫」的兩個選項，會讓工人決定選擇「否」有兩個主要原因，一是不想面對不確定的未來，二是想先繼續工作，解決目前的需求。

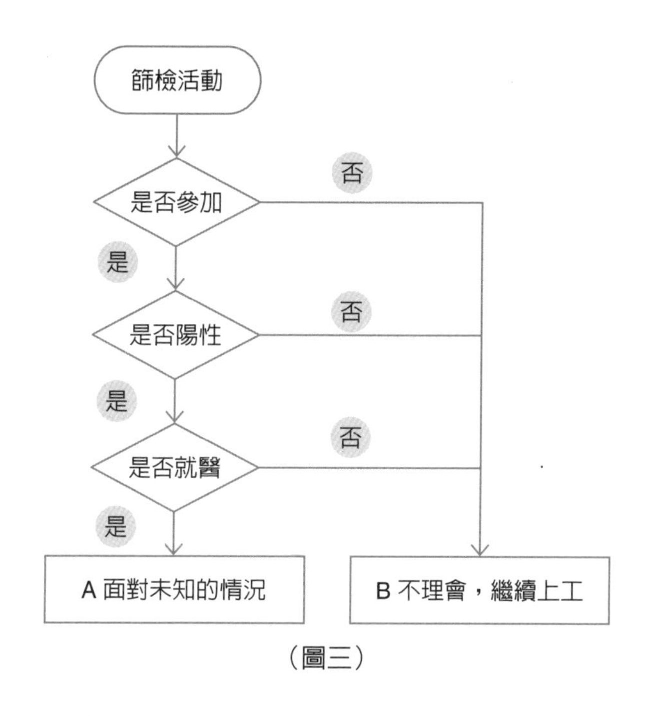

（圖三）

根據Laurie Santos的研究指出，當一個人手中的資源有限或經濟條件不充裕的時候，比較會讓他做出「眼前看來風險較低」的選項。但是，這也關係到做評估時獲得的資訊之先後順序，或者與可以進行比較的選項之多寡有關。比如說，如果聽到的是「某項手術有95%的人會痊癒」，聽起來會比較安心，但是反過來說「有5%的人手術會失敗」，或是說成「每20個人會有1個人手術失敗」，聽起來的感受就會很不一樣了。

從以上的分析可以看到調整策略與積極介入的機會，即是改變A的內容：增強「就醫與術後痊癒恢復正常生活」案例的宣傳，將風險評估的思考從直覺式的「陽性＝動手術＝無法工作」產生的恐懼感，調整成爲「早期發現＝早期治療＝可以痊癒」的安全感，如此一來，有機會引起工人接受篩檢或就醫的動機。

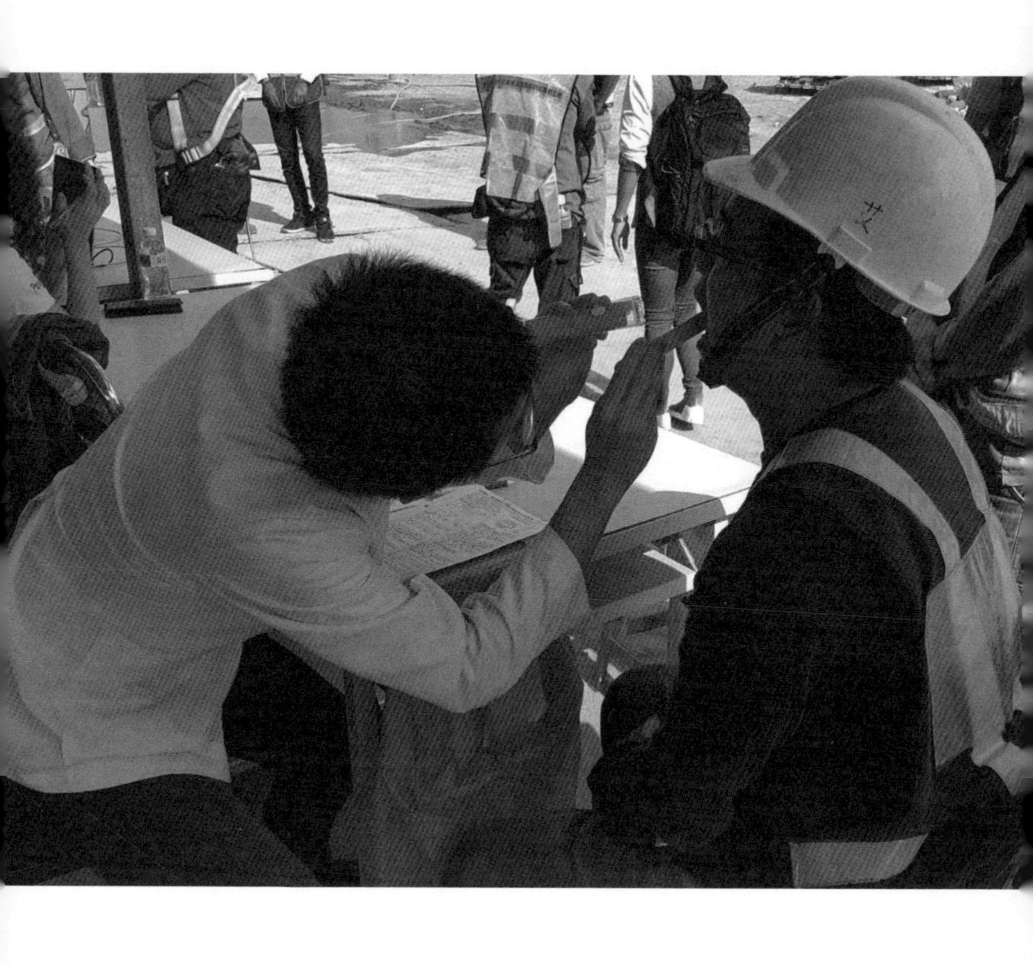

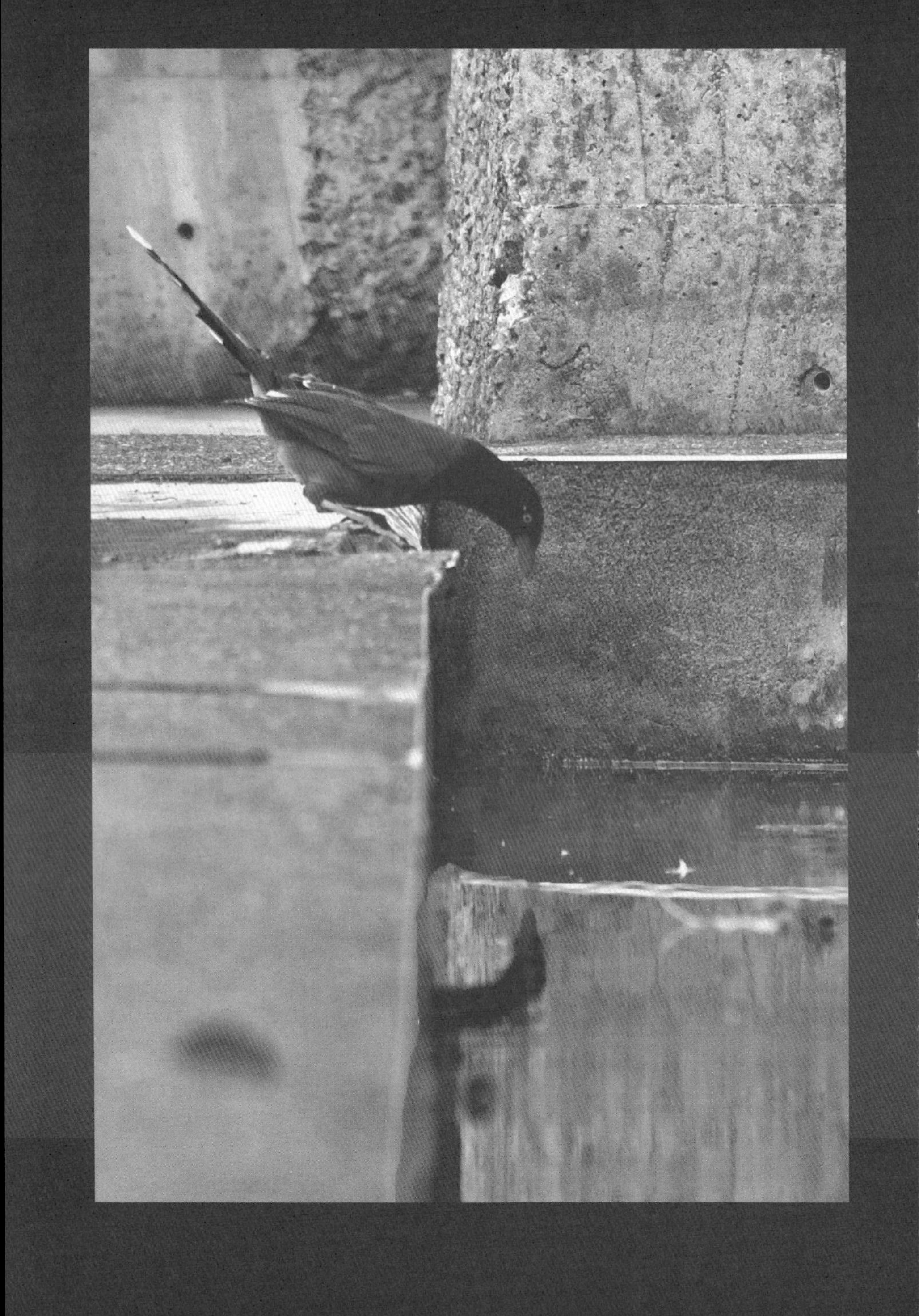

第3章 認識心理與行為

工人將工地變成建築物，參與這個工程的人不論什麼工種或是職務，在過程中他對於環境的改變有高度的主導權，也從其中獲得成就感。隨著建築逐漸成形的過程，工人被工地的環境以及環境中其他人的行為影響。這些因素包含外在的天候與地理條件、不斷改變逐漸成形的建築、人與人之間的互動等。

本章從文化與社會角度切入，透過相關理論來分析工地的重要環境心理與行為因素。

06 工地文化這樣看

探討營造職場工人健康的課題，要從三大方向說起：社會、心理、社區。

社會造成

社會如何看待付出勞動力的工人？遠古可從城市文明的歷史談起；近代則是19世紀工業革命以後，對於工人權利與福利的反省；現代則要回顧二戰以後台灣社會對於工人刻板印象形成的關鍵。

工人是古老的行業

自人類社會開始出現分工以來，爲了食物生產、各種用品製造、建築土木工事所投入的勞動力，提供了文明發展的基礎。但是，早期文明勞動力提供者的社會地位都很低，這種情形跟社會組織的結構，以及勞動力提供者的來源有關。

城市文明發展的歷程中，掌握知識與資源的人，在社會中取得比較多的權力並且擁有較高的地位。從青銅器時代開始透過武力集團對農村的控制，形成規模較大的國家，需要建造巨大的神廟、王宮、城牆等，對於勞動力的大量需求，已遠超過集體農莊的生產組織的規模。在過去三千年的歷史記載，人類透過戰爭擄獲的俘虜、犯刑的人、販賣來的人口、特定少數民族等等，使用武力脅迫方式進行控制與管理，要求人們義務地付出勞力的歷史屢見不鮮。

早期兩河文明與埃及就有奴隸制度，金字塔的建造即是透過大量奴工的勞役所成就，考古挖掘出來的埋葬坑穴亦足以佐證；歐洲於中世紀經歷很長一段時間，在領主與教會控制下的地區，很多人民的身分都是農奴。

黃河流域的文明則遠在商周控制的時期開始，對於人民職業的分類即有四民「士商工農」與五民「士農工商賈」，古人所稱的「工」指的是從事生活、祭

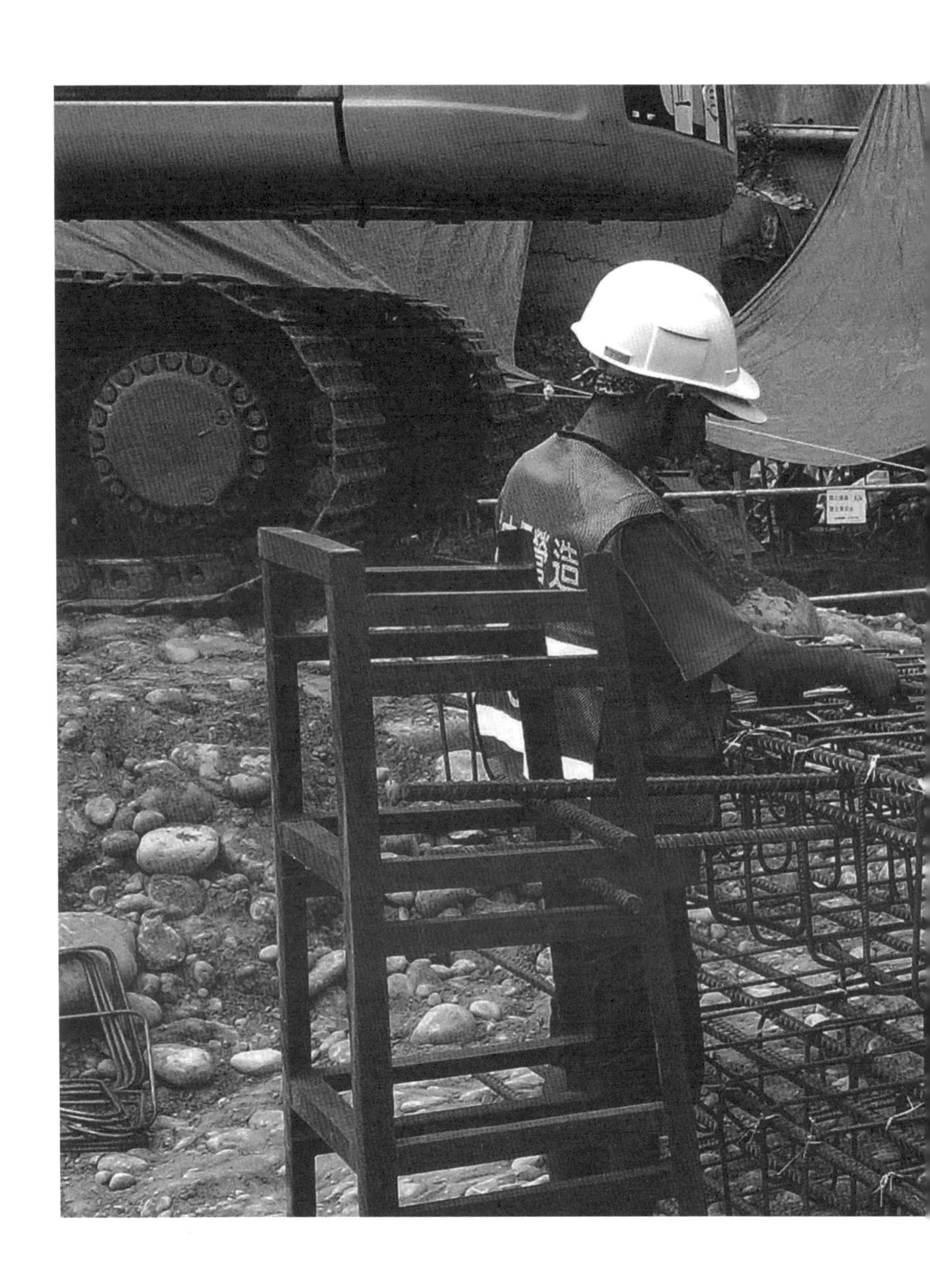

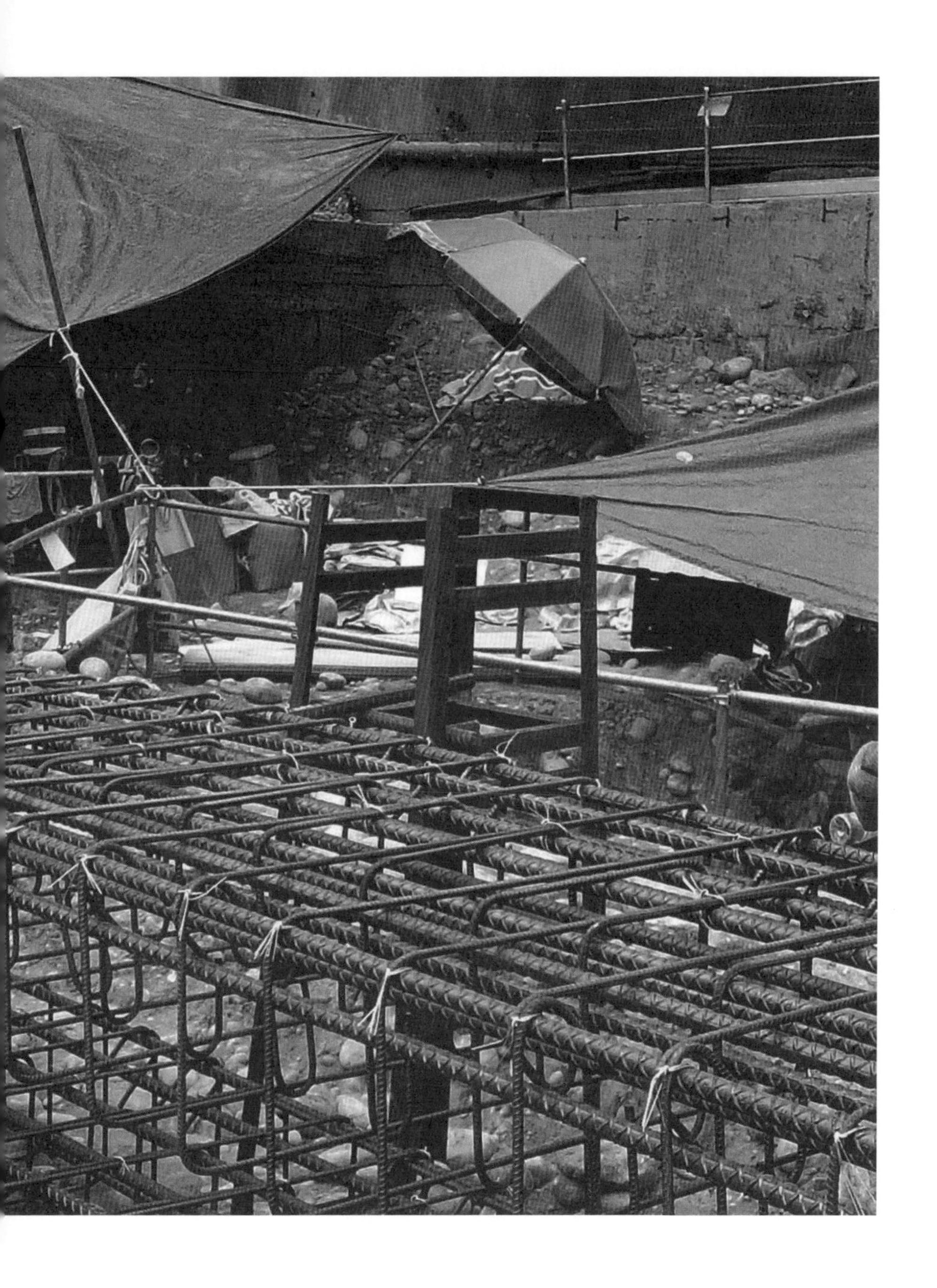

祀器皿製造的工匠。然而，在四民五民之下還有社會地位更低的人，他們是在集體農莊的農僕，爲從事最低階勞動力付出者，商稱之爲「類醜」（見《左傳·定公四年》）；周稱之爲「鄙人」、「野人」（見杜正勝，《周代城邦》）。

轉變中的勞資關係

勞動力工作者付出勞動換取資方的薪資，是一種薪水與勞力付出交換關係的契約，在履行契約的過程中，資方掌握工作內容、薪資的訂定等等主導權，往往有權力與地位不平等的關係。在沒有良好法律保障的情況下，勞方若未履行義務，資方基於社會地位與權力可以做出對勞方不利的行爲；反之，資方未給付約定的薪資與福利，勞方只能接受，對抗的力量有限。

19世紀初工業化國家中層出不窮的勞資糾紛，最後常常是動用軍隊與警察進行鎮壓。至於工人籌組工會，透過組織的力量爭取勞工權利的努力，最早是在西元1871年英國合法化之後才有法律保障，其他工業化國家工會在此之後才開始大量成長，例如美國、德國和法國。目前全球的民主國家都已制定法令，保障勞工組成的職業工會。

馬克思在19世紀中提出了「生產工具論」，認爲資方擁有勞工作爲生產工具，勞工只能付出勞力換取薪資，雙方處在不平等的狀況。而勞工作爲生產工具的本體，只能被動地完成符合期待的勞資關係中的角色，這種角色的區分稱爲「階級」，彼此之間的關係稱爲階級關係。要改變這種關係，必須改變自己的經濟條件與社會地位的狀態，工人才能夠有機會在不同的階級之間流動。

這種理論以及衍生發展的理論之影響所及，是20世紀初以來始自蘇俄，擴及全球的共產主義之政治與軍事行動，並且也伴隨著蘇聯解體而稍減。然而當前共產極權國家強迫人民勞動之行爲，並未在地球上消失。

現代社會則稱勞資雙方的關係是一種相對的「勞資關係」，並不是用階級劃分的絕對身分，在法律上用平等的角度來看待雙方的權利與義務關係。勞動力作爲勞務的提供與採購，是雙方基於平等的關係下，受到法律與保障，彼此都有履行契約所約定的行爲之義務。在供給與需求的不平衡條件之下，基於自由市場的運作機制，工人的工作機會與待遇是會變動的。比如說，當營造景氣良好，工人的數量供不應求的時候，薪資福利自然就會提高，反之亦然。

刻板印象怎麼來的

工人的社會地位以及刻板印象是長期建立起來的，就像所有社會中看待「他人」的結構（schema），這是一種對於「工人」的概念所帶有的成見。

台灣在二戰之後從農業社會轉型工業社會，國家經濟發展在西元1973年起的十大建設陸續完成之後有了顯著的提升。早期各種營造土木建設機會很多的時候，建立起一種「不升學就去做工」的人生之不得已的觀念，隨著台灣製造業與服務業的就業機會提升，加上經濟富裕生活條件改善，願意從事勞動力的人逐漸變少。另外，因爲大學廣設，現在工人的教育程度已經普遍提高了，根據109年勞動部資料顯示，學歷在專科以上的工人已經達26.5%。

然而，對於工人刻板印象的集體潛意識並不會因爲短暫的缺工加薪、建案量提高與工人的需求增加，而有立即與大幅的改變。從大環境來看，缺工並沒有換來待遇的提升，資方透過立法，從國外引進待遇更低的外籍勞工，用來補充營造工地或是工廠生產力不足的情形，這也造成不具技術的重體力工人，其工作競爭力降低的情形。

台灣社會對於勞動力謀生的人有一種根深柢固的刻板印象，這可從電影《大佛普拉斯》以及影集《做工的人》看見其縮影。雖有大部分的詮釋接近寫實，但也代表這是劇本作者與導演用來捕捉、描繪對視聽大衆有共鳴的刻板印象。

這些刻板印象的來源，也跟營造工作環境有關。工地大多沒有提供良好的工作服或更換衣服的場所，對於個人衣著的重點多半是基於安全要求的相關配備，例如工程帽、背心等。因爲勞動環境下的衣服容易有髒汙，上工的穿著多爲粗布舊衣，就算有髒汙，營造工地大多沒有提供更換的環境，往往下工後就直接穿著回家，對於工人來說，這是最符合成本而且務實的選擇。

於是，黑色雨鞋、有沾到東西的衣服、棒球帽或寬緣漁夫帽等，便成爲容易辨認的工人穿著符號。

另外一個刻板印象的因素是飲食嗜好，長期抽菸、吃檳榔、喝酒的習慣，對於上癮者的容貌會有影響。例如長期抽菸造成牙齒變黃，嚼檳造成下顎兩側突出、口腔牙齒變紅，酗酒造成精神表情的亢奮或疲憊等。

雖然，工人的菸檳酒習慣與其外貌有因果關係，但並非每個工人都有菸檳酒習慣，因菸檳酒上癮而有明顯外貌特徵的人也不一定是工人。然而刻板印象的

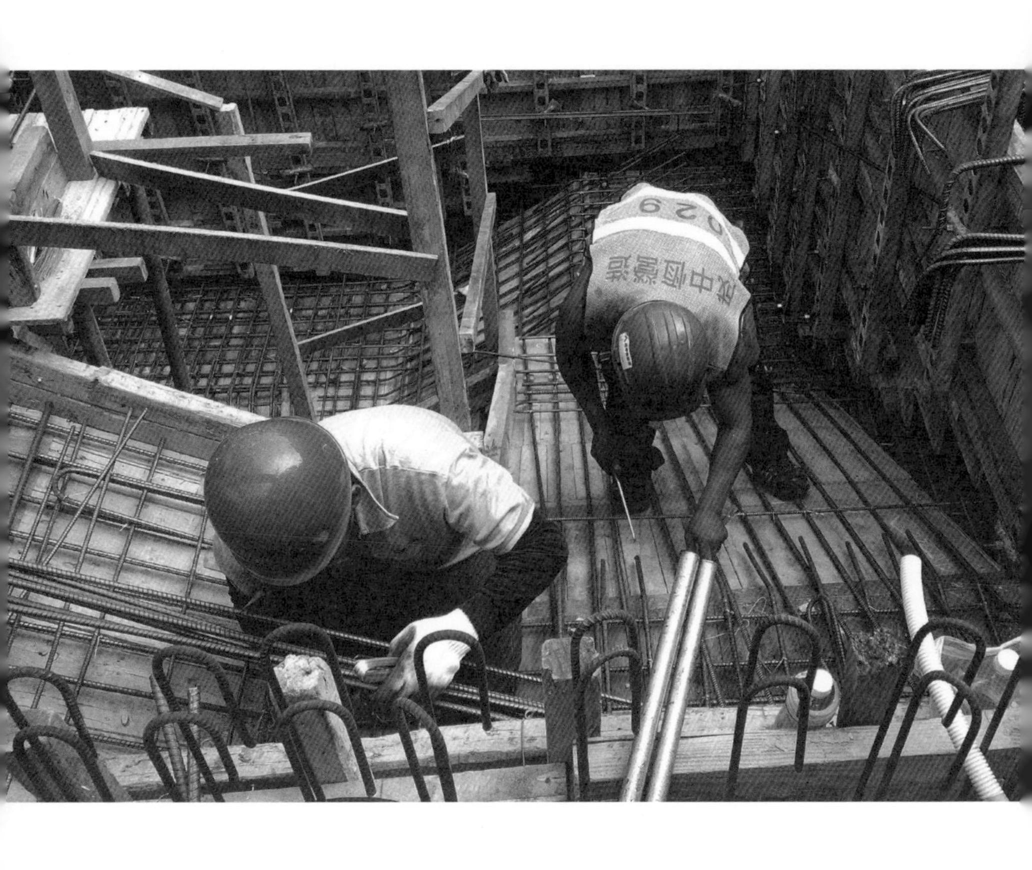

形成並非經由統計資料的理解，部分是透過媒體的傳播，部分則是個人經驗中那些烙印比較深刻的印象所造成的成見。

自己心理

台灣社會雖然籠統地使用「階級」的名詞，比如中產階級、受薪階級、勞工階級等等，但比較像是「具有某個同質性高的一群人」的單位名詞概念，無關馬克思所論證的階級與相關的革命意涵。

在普遍的道教與佛教信仰的影響之下，有一種宿命的自我認定。經濟收入不高的勞力工作者用「歹命人」、「艱苦人」等來自我嘲解與互相調侃。這樣的用詞，不代表心中的自我否定；跟別人比較時會用「讀書人」與「做工的人」的區別之用語，但亦不代表這樣說的時候，有孰優孰劣之別。

面對自己人生的態度

若從身處其中的人以自我爲中心的角度來看世界，「做工的人」是個自在「實然」的持平狀態，並無外界強加的弱勢、悲情感。實然的概念是一種「我就是這樣」的態度，並非不想改變，而是眼前沒有改變的機會或是方法。當外界使用一種「你應該○○○」的態度，一種具有指導者高度的說話方式來要求他，自然無法打開溝通的渠道。

工地工人擁有改變環境與控制物質世界的力量，他們操作的工具可以展現巨大的力量，例如怪手、吊車、山貓等工程車。他們挖地基、綁鋼筋、灌漿，可以在平地起高樓；可以讓手中的磚塊、泥沙、玻璃，透過一群人的協力，成爲百尺高的豪華建築，這是一種存在感以及控制感。長期在這樣的環境生活下來，工人對於物質世界的控制力，遠勝於透過語言經營、處理面向複雜、需要細膩心思的人際關係的能力。

借用YiFu Tuan對於「經驗」的定義：經驗乃跨越人之所以認知眞實世界及建構眞實世界的全部過程。在工人以自我爲中心所經驗的世界中，可以拆分爲兩個世界，一是由他可以控制的「物」所建構的世界；另一個是與四周的「人」互動的經驗所構成的世界。這兩個都是眞實的，就工人的特質來說，比較可以掌握的是前者，物的世界，透過體力與技術可以完成對於物的控制，這其中有許多能力是其他人所不及的，是足以自豪的；另一個世界中，關於人的處理則是相對的弱項。

面對工作與薪資的現實，很多領日薪的工人，沒有工作就沒有收入，能夠工作就盡量做，以免身體不適或是工作銜接不上的時候就立刻沒有收入。對於上工的機會十分珍惜，一個月的工作天數很長，休息時間很少，對於未來的看法以「收入穩定優先」，是很多工人的共通性。

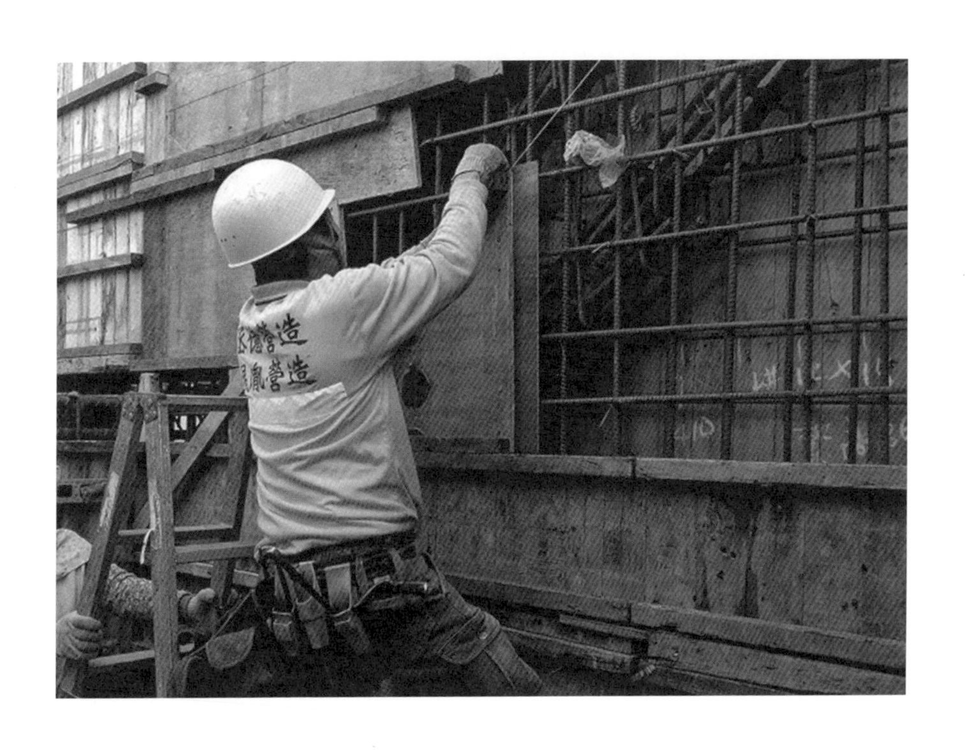

不用管的就不想去管

工人的經濟與消費力不見得低於一般的標準，用收入結構的金字塔來比喻，位於底層的勞力工人數眾多，其中很多爲日薪給付的臨時僱用，工人的工作環境溼熱、高溫、空氣品質惡劣。在風險高的環境中工作容易受傷、生病，再者重體力的付出，容易造成身體的負擔導致提早退休。

對於勞力付出之後的補償型消費型態的心理，容易形成工人尋求短暫快樂的聚會喝酒等社交活動。提神的藥酒或含酒精的調和飲料，具有補充、恢復工作體力與精神的概念，啤酒則與消暑、解渴之間有個直接的連結。上工前後或是上工間歇的休息時刻，透過刺激性飲料提振精神是工地常見的現象，此外，抽菸與吃檳榔產生的專心與提神作用，讓這兩種可以隨身攜帶、可自用亦可分享、具備「辛苦工作的補償作用」的物品，在工地很受歡迎。

這樣的行爲與工地管理的規定有無牴觸？抽菸有可能引燃工作環境的易燃物，飲酒產生的精神狀況有可能造成工作上的疏忽與危險，這兩個行爲在工地相關的法規中都有明文禁止。

然而，就算有各種管制與管理，工地的首要任務是「準時與確實完成工程任務」，只要不影響這個首要任務，現場的管理總是會有彈性。管理者在這些方面的放寬會讓工人感到溫馨，有時候遇到超出時間或超過負擔下的趕工時，也不會計較，一般解讀爲「兄弟義氣」，或稱爲「做人情」。

這種對於相關規定鬆散執行的態度作爲「交心」的善意，是管理者與工人雙方的默契。雖然工地到處可見到「安全第一」的標語，但是安全、衛生、健康等等，常常被看作只是完成任務的過程中「需要注意的事項」。

反之，如果因爲嚴格執行管理規定，對於菸酒行爲管制，或是加強對於法令未要求的嚼檳行爲的管理

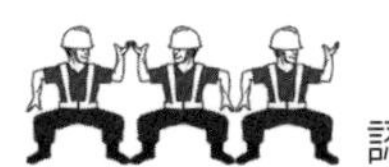

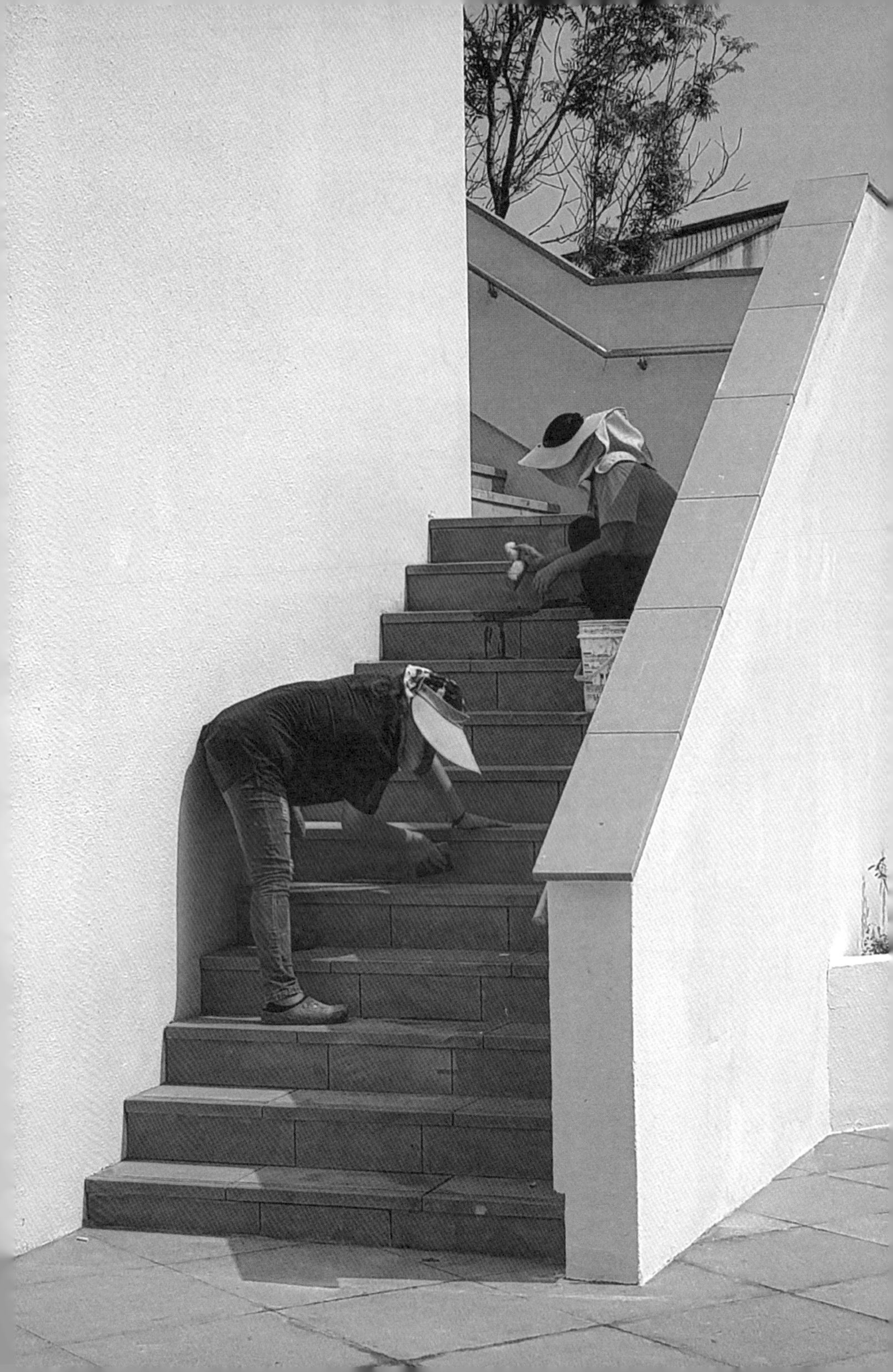

等，只要可能造成對於達成首要目標有影響的作爲，就不會是工地管理者的優先選項。

另外，爲了有效提高工人的工作效率，可以即時補充飲水與其他提神物品，對於工地的首要目的具有直接的助益。具規模的工地會自辦福利社，或引入在地商人開設小冷飲店；大部分的管理者對於工地內販售的內容無強制的約束，其中也包含列爲工地管制品的香菸、酒精飲料等。

期待可以改變的機會

沒有技術的年輕人投入營造職場時，最有可能從低階低薪的重體力工或是雜務工開始，後者有例如清潔、打掃、搬運等簡單的工作。有機會的話爭取成爲領班可以提高收入，或者是學習具有技術性質的工作之後，透過業績的口碑與人脈接一些小案子來做。當案量與案源穩定之後登記爲「行號」，成爲可以接受工作委託並開立收據（或發票）的立案單位。接到案子之後再去僱用、或是使用委任的方式找其他工人來工作。

人脈關係更廣的人，可以登記成立勞動合作社或是人力派遣公司，進行臨時、日薪給付工人的仲介單位。這兩種型態的工作轉換，雖然技術門檻不高，除了人脈經營之外也需要具備一定程度的文書行政、財務管理的能力。

就工人的工作型態與場域中接觸到的資訊來說，對於翻身或是脫離目前經濟困境的方式選項不多。部分人有賭博與買彩券等期待短期內立即有現金收入的行爲。就長期來看，則是對於子女教育的期待，認爲接受教育、升學，可以讓下一代有更好的就業機會，可以找到比較好的工作，有更好與穩定的收入。

雖然因爲工作時間長與收入穩定性的因素，無法提供小孩比較良好學習的支持性環境，但普遍對於小孩透過教育與就業，可以取得好的社會地位有一種期許。這種期許除了對於經濟環境改善的期待，也是一種心理的寄託。自己透過勞動力付出換取收入來照顧小孩，培養他們念書，給下一代翻身的機會，只要有這個希望，再辛苦也值得。

社區環境

工地隨著工程開始與結束而生滅，工程完成之後工地就是可使用的建築。工程時期有長有短，室內設計或局部改建類型的短則數個月，大樓類型的建案工期長可達一年半到兩年；工程期間管理階層固定，各工種輪流出現在工地。

大型營造公司在台灣西岸各主要城市都可能有建案，各地區都需要可以配合的工班，彼此的合作關係穩定；小型營造公司的案源不穩定，當案源沒有及時接上，原本合作的工班可能就去承接別場的工作，需要另外再找承包廠商，因此工班的調度更換比較頻繁。

大型工地出現之後，附近道路兩旁會有因應工地生活需求的商店出現，主要販售的物品是飲料，尤其提神飲料與放在冷凍庫結冰的瓶裝水，以及便當、香菸、檳榔等。其中有部分是原本的商店，因爲顧客的需求提高相關商品進貨數量，有的是因爲附近有工程才來到社區短期承租店面，或是在路邊增設臨時性的流動攤車攤位。等到這個建案竣工之後，這些因爲營造工人而調整的經營型態就會再行改變。

工地上工時間爲早上八點，營造公司聘用的工人大多就近聘用來自工地附近城鎮市區，以免旅運交通的時間與成本影響工人上工的意願。這種現象也可說明上個世紀70年代以來，西岸主要幾個大城市因爲公共建設以及大量住宅建設的需求，以勞動力謀生的人大量從中南部與東部遷移到都會區邊緣的鄉鎮居住，其中有部分人在新北汐止山光社區、三峽三鶯部落等地聚居。至今，目前全國營造業從業人數仍以六都的人口最多。

地區型的工人很容易在不同的案子中相遇，尤其以重體力付出或是非技術性工作的勞務之工人，在職場與社區遇到的機會很高。工人最好的朋友往往也是工人，在惡劣的工作環境，容易讓一起投身其中工作者，彼此之間產生共患難的情誼。

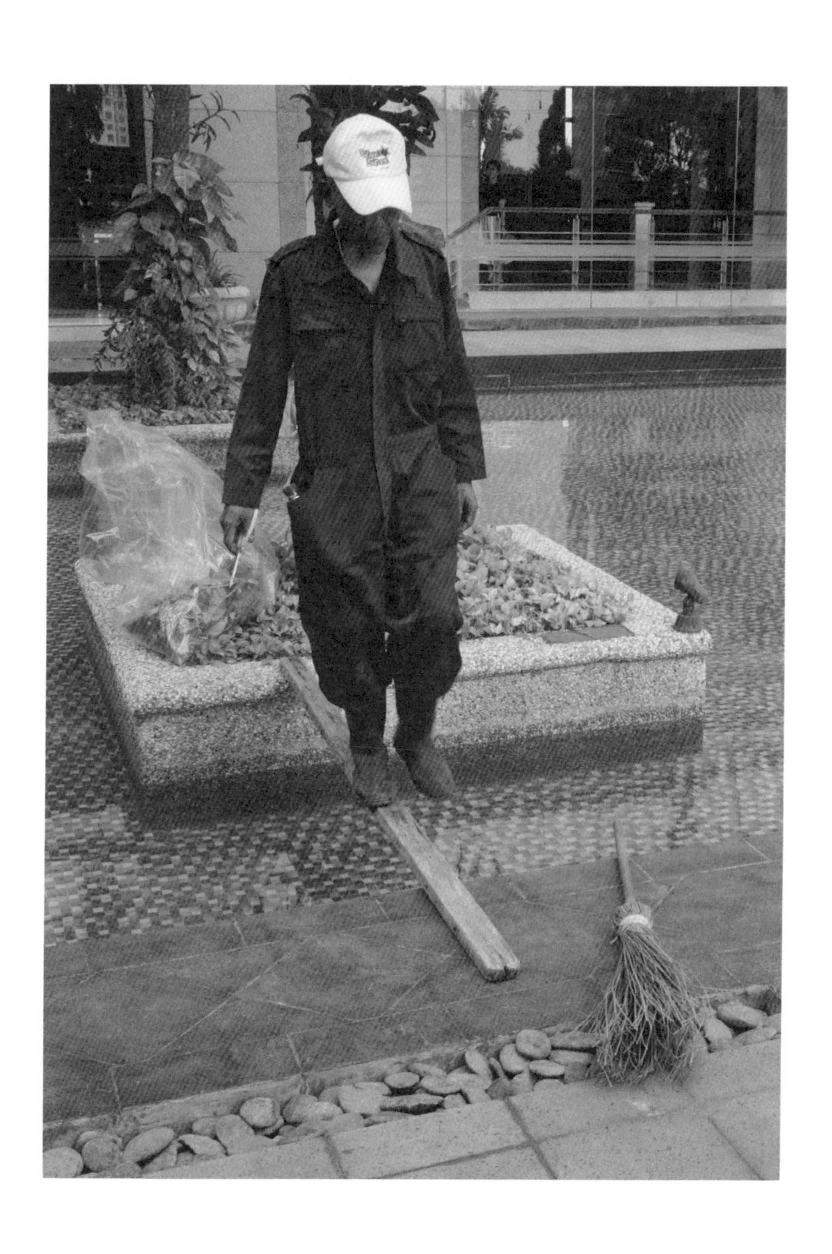

這種情境再加上工人的生活背景、經濟條件、生活習慣的共通性很高，長時間在職場工作，相處時間很長，工作環境相對單純，彼此之間互相信任的程度高，語言、行爲的互相影響程度也很高。每個建案在各區找來的營造工人彼此認識的機會很高，平常生活圈的重疊性也高。每個建案所參與的各工種的工人，是一組人際網絡，網絡中的人彼此關係密切。

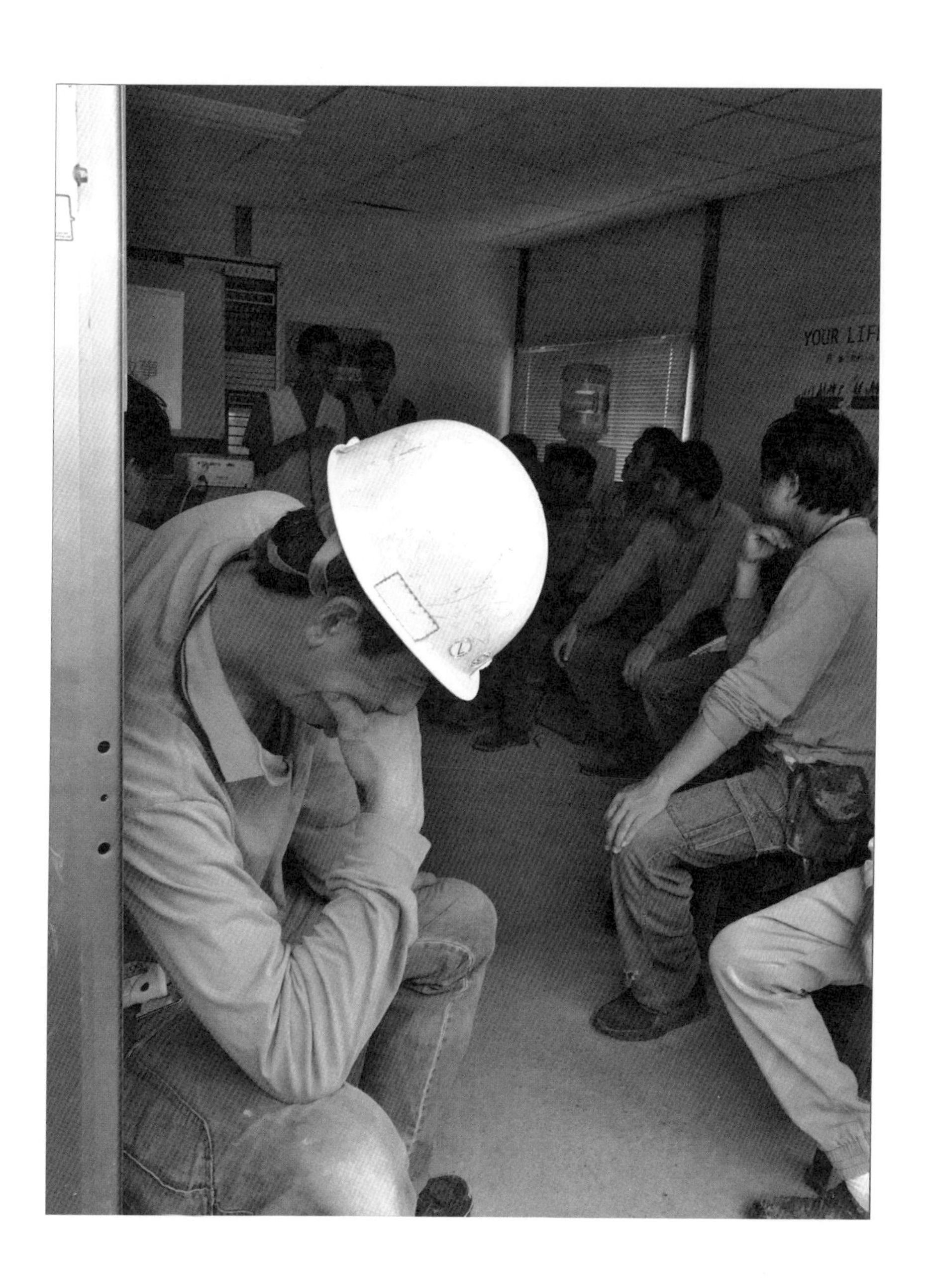

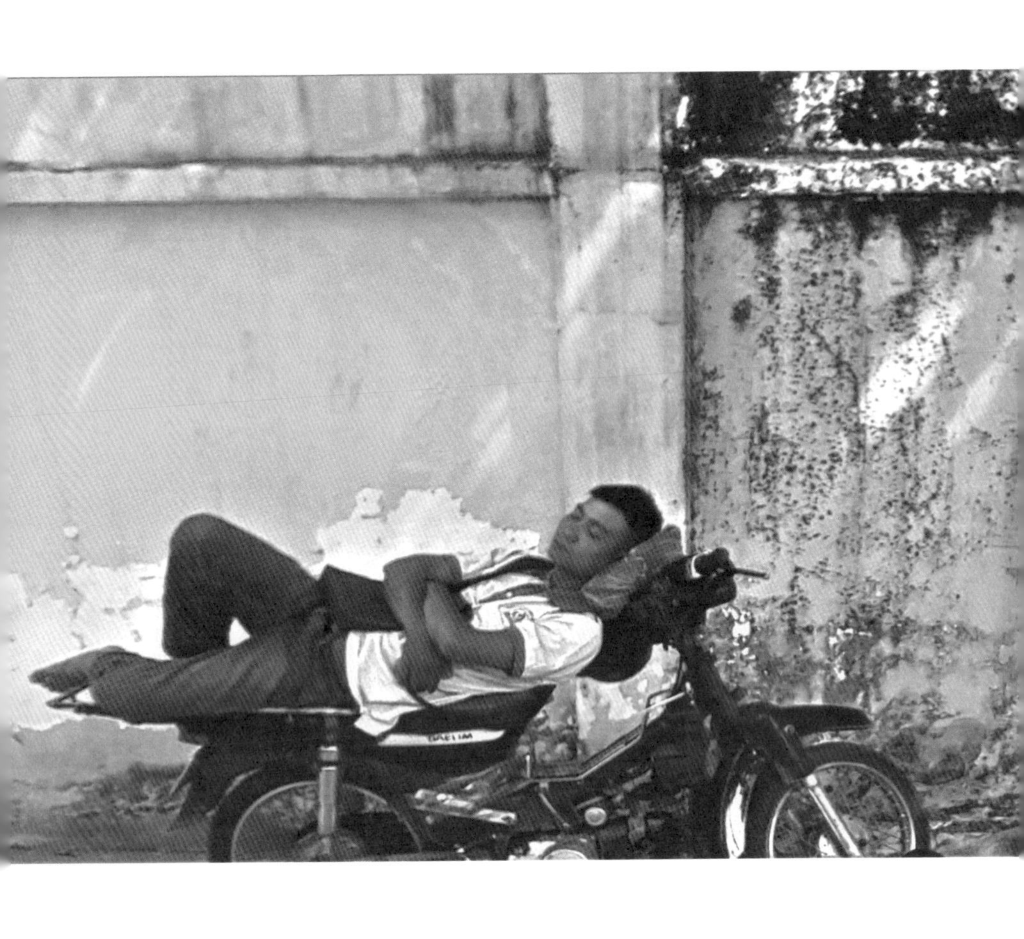

07 老師在說就要聽

協助工人進行健康促進的行爲，需要先了解工人對於自己與職場的認知狀態。理解，才能透過陪伴的心情，提供必要的協助。以下引用三個理論來分析工地的環境行爲，分別是輕推、不當行爲、破窗效應。

輕輕推就有效

輕推理論（Nudge theory）是行爲經濟學（Behavioral economics）的一個分支，承襲經驗主義，並受到心理學與認知科學的影響，探討社會、認知與情感的因素，與個人及團體形成經濟決策的背後原因，以作爲了解市場運作與公共政策選擇的基準。

輕推一字的英文「nudge」原意是「用手肘輕推」，其理論就是運用適度誘因或鼓勵、提醒等方式，在減少限制個人選擇自由的情況下，改變人的決定。從行爲和心理學的觀點來看，人們基於習慣，會犯錯或做出與本來主觀意願不一、不利於自己的行爲。

引導改變想法

公共政策可以依照這種行爲的慣性，用比較「輕」的方式，透過有效的提供、強化資訊建立認知，廣爲宣傳吃檳榔有害健康的資訊；或改變管理、使用的流程，例如抽菸必須在指定的地區或是特定的時段，讓人們做出對自己實際上有益處的行爲。

輕推不同於強推，後者是使用直接行爲改變的手段，透過權力，例如亂停車會取締或拖吊；以及影響權益的條件，例如記點罰款，來影響人們的決策。相對的，輕推的手法透過不強制、長時間、廣泛的資訊環境建置的方式，來影響人們作決定那一刻的思維。就直接效果來看不如強推來得有效。但是，就民主社會對個人的尊重，以及長時間的成效來看，輕推比較可以進行社會資本（social capital）的建構，對於社會及人際關係的正向發展、建立個人責任感等較有助益。

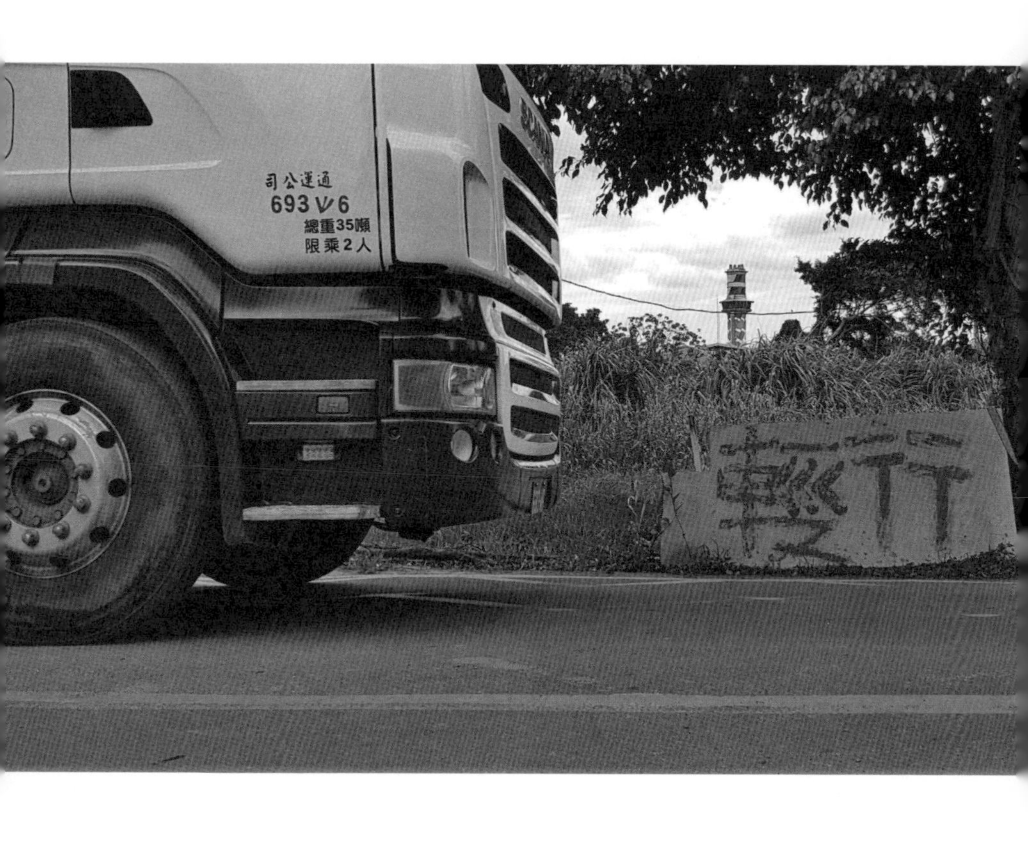
司公運通
總重35噸
限乘2人

輕推的具體目標是要改變個人的決策模式，關於決策理論的研究指出，人們的思考有兩種系統，第一種是依賴直覺與感覺，第二種依賴邏輯分析與推理。前者通常是在短時間內要做出決定，後者需要花一點時間，依賴較多資訊的參考才能判斷。讓工人想吃檳榔的外在情境，通常是引發如前述第一思考系統的直覺與感覺所致，根據認知心理學者的整理有以下數種，分別為：

1. 定錨：因為吸取了令人印象深刻的資訊，而對事物產生偏見。
2. 可得性：從自己有限的知識經驗中，尋找前例來對應新的情境。
3. 直觀性：只選取事物主要的表徵，進行過度的推論。
4. 因果性：因為時序關係，將不相干的兩個事件自行連結其因果。
5. 心智模擬：對於無法掌握的資訊自行推理並合理化。
6. 態度：基於自己對事物喜好或厭惡的態度，推測不相關或未知的部分。

商業行銷爲了讓人們在沒有察覺的情況下受到廣告資訊的影響，很常使用上述六種捷思的特性加以操弄，以便引導人們在決策的當下做出符合店家預期的設定。人們也因爲捷思的特性，常常做出不利於自己的行爲，這種情況會發生在任何人身上。舉個眞實的例子，北部有個文創園區在園內發現珍貴的蛙類，爲了避免遊客踩入草地影響生物棲地，於是立起「裡面是蛙的家，請勿進入」的告示，結果反而引起更多人的好奇想要一探究竟。假使這個告示是寫「小心有蛇」，效果會完全不一樣。

再舉兩個例子，道路邊畫的紅線、禁止停車的告示，都不如柏油路上鮮明、很像是剛剛才寫上去的車牌號碼與拖吊場的電話。在庭院種花的人於告示上寫「請不要摘花」，還不如寫「小心，噴藥養護中」。

了解捷思的特性，可以讓某些資訊離大腦比較近一些。

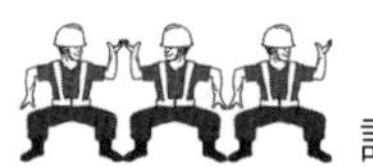

朝正向觀點推動

既然，工人在工地中工抽菸、吃檳榔、喝酒的行爲，對於業務以及自己的健康會有不好的影響，爲什麼還會一直做？而且那麼難戒除？先看一下在生活與工地環境中，有什麼因素持續「推動」，加強他去做的思考。一是在生活中以及工地的人有這樣的行爲；二是在電視看到以工人爲訴求、名人代言的廣告；三是路上檳榔攤的促銷行爲；四是工地環境中出現與菸檳酒相關的物品。

另一方面，回應別人勸他不要吃檳榔或要他去做篩檢的說法，他會替自己的行爲合理化，以下舉幾個典型的說法。

1. 在工地大家都吃，我吃也是很正常的。

2. 那個○○○是好朋友，他請我的東西都是沒問題的。

3. 我沒有吃檳榔包的那些東西，應該沒關係。

4. 不檢查就沒事，檢查就有事。

5. 驗出來就要動手術割掉，很可怕。

6. 吃這麼久了也沒事，不會怎樣。

從這個角度來看，進行「少吃」、「不吃」檳榔或「篩檢」的健康促進策略，必須要從另一個方向來「推」。需要改變的是這幾個捷思的邏輯，建立替代性的資訊。針對「已被捷思」的心智狀態設計、傳遞有效的資訊引起相對的捷思運作，才能有效地對應工人因爲被輕推而決定吃檳榔的行爲。其中有兩個機會點，一是關於朋友，二是關於家人，例如：

「現在很多朋友都不吃檳榔了。」

「你的健康是全家的幸福。」

根據這樣的輕推策略，可以發展出相關的做法，從制度面、輔導面、環境面等進行切入。

不當行為常常有

經濟的核心是人，可以預測卻容易犯錯的個人。傳統經濟學假設人是理性的，以追求最大利益爲前提。但是Richard H. Thaler指出，大部分的人類並非完全理性，我們所做的決定反而與經濟學家假設的標準性模型相去甚遠，更有甚者，這種不合理行爲會造成嚴重的後果。

這種錯不是犯罪的那種錯，而是不健康的飲食習慣、盲從的投資行爲或是社群媒體成癮等等，這些「錯」的背後通常有龐大的商機在推動。從另一個角度來想，這個世界上居然有人或團體，會因爲我對自己健康不好的習慣而受益？聽起來好像非常不正義，但是誰叫我受到周邊資訊的影響又控制不了自己的行爲？人們必須承受自己做的決定所導致的後果。

從認知心理的角度來看，關鍵是探討如何提供一些訊息，讓人們做出對自己比較好的決定，或是避免做出對自己不利的行爲。Richard H. Thaler的論點是以自然情境的人類為主體的經濟模型，透過這樣的研究才能幫助個人、企業以及政府做出更好的決定。

引發想吃檳榔的情境

一個對身體不健康的習慣之養成，有很多原因。年輕人投入營造業，進入工地環境工作，從原本不吃檳榔到養成吃檳榔的習慣，中間的時間很短，而一旦成為習慣之後，常要吃上十幾年，直到口腔出現病變要看醫生甚至動手術，才會出現想要少吃或是不吃的念頭。如果能夠找出工地環境中對於「吃檳榔」的行為有增強作用的資訊，再加以移除或改變，則可以有效降低環境中的刺激／提醒訊息。

經過多年的宣導，工人對於「吃檳榔會有口腔癌」的知識已經不陌生，衛生部門長年宣導各種口腔病變動手術的照片，對設定的對象群之訴求已有多年的歷史，為什麼沒有產生效果？經過本研究田調訪談以及觀察得知，這些資訊工人都不陌生，而且已經呈現邊際效應，看到這樣的照片資訊，他們內心是抗拒不願面對的。就跟一般人一樣，對於自己身體的健康會有一種自我說服的作用，或是逃避，或是認爲這樣的事情不會發生在自己身上。

這些正向的資訊沒有產生作用，刺激他吃檳榔的資訊卻持續發生作用。例如：在工人去工地上下工的路上，以及工地的工作環境中，吸引他吃檳榔的資訊持續出現，甚至將檳榔遞到他面前，讓他很容易接受，沒有抗拒的意念。這跟很多人無法改掉習慣是一樣的，喝咖啡、滑手機、自拍分享、或是任何特定的嗜好等等，心理上的需求大於生理上的成癮。這些提供「吃檳榔」資訊的點有哪些？以下舉出四種情境：

1. 前往工地路上販售檳榔的人。

2. 工地內或附近販售檳榔的車。

3. 正在吃檳榔的其他工人。

4. 拿出檳榔要請自己吃的人。

只要能夠將這些資訊或行爲「遮蔽」，或是「攔截」，在工地的環境中降低他想要吃檳榔的念頭，或是取得檳榔的機會，從而提高取得的時間成本，減少吃檳榔的情形。

降低不當行為誘因

同樣是對自己健康有害的行爲，用抽菸來比較，如果將前面說的四個情境的「檳榔」換成「香菸」，對於這個不當行爲的管理策略立即會有不同的模式。

首先，前兩項的情境對於工人與工地管理者是一樣的，香菸與檳榔很容易在路上就可以買到，工人身上帶著這兩樣東西，在管理者來看並沒有違反規定，畢竟，「擁有」與「使用」是兩個不同的行爲。如何讓人不要買？當一包香菸的價格上漲到一定的金額，就會是部分人決定戒菸的原因。如果價格策略無效，就要提供比檳榔更好的選擇，並非指其他咀嚼的替代物，而是同樣的消費行爲，可以買到其他更好的商品，這是將花同樣的錢可以交換到的價值加以替換。

舉個例子，超商推出瓶裝冷飲第二瓶八折的優惠，購買的人當下覺得賺到了，買了之後喝不下第二瓶，放在包包一整天放到不冰了也不會想喝，晚上回家之後拿出來放冰箱，於是，這第二瓶的價格與價值就跟其他去超級市場買回來的瓶裝冷飲是一樣的。熱咖啡買第二杯打折，會給你領取「寄杯」的小紙條，很多人隨手放皮夾，想起來的時候已經跟著其他的小紙張一起清掉了。這種行銷策略的關鍵是基於人們無法抗拒「買兩份比較便宜」的誘惑所建立起來的，消費者感覺同樣的錢交換到的價值比較高，就會做出店家期待的行爲。

前述第三種情境的行爲是「使用」，再用抽菸來比較，當工人在非指定的範圍抽菸，從行爲的客觀判斷上明顯跟工地的管理辦法牴觸，也跟《菸害防治法》不符。縱使沒有出現管理者或其他人加以制止或進行取締，當抽菸的當事人與周遭的人對於「法與秩序」的意識，以及對於被取締罰款的案例有深刻的印象，抽菸的行爲就會在比較隱蔽的地方進行，抽菸者

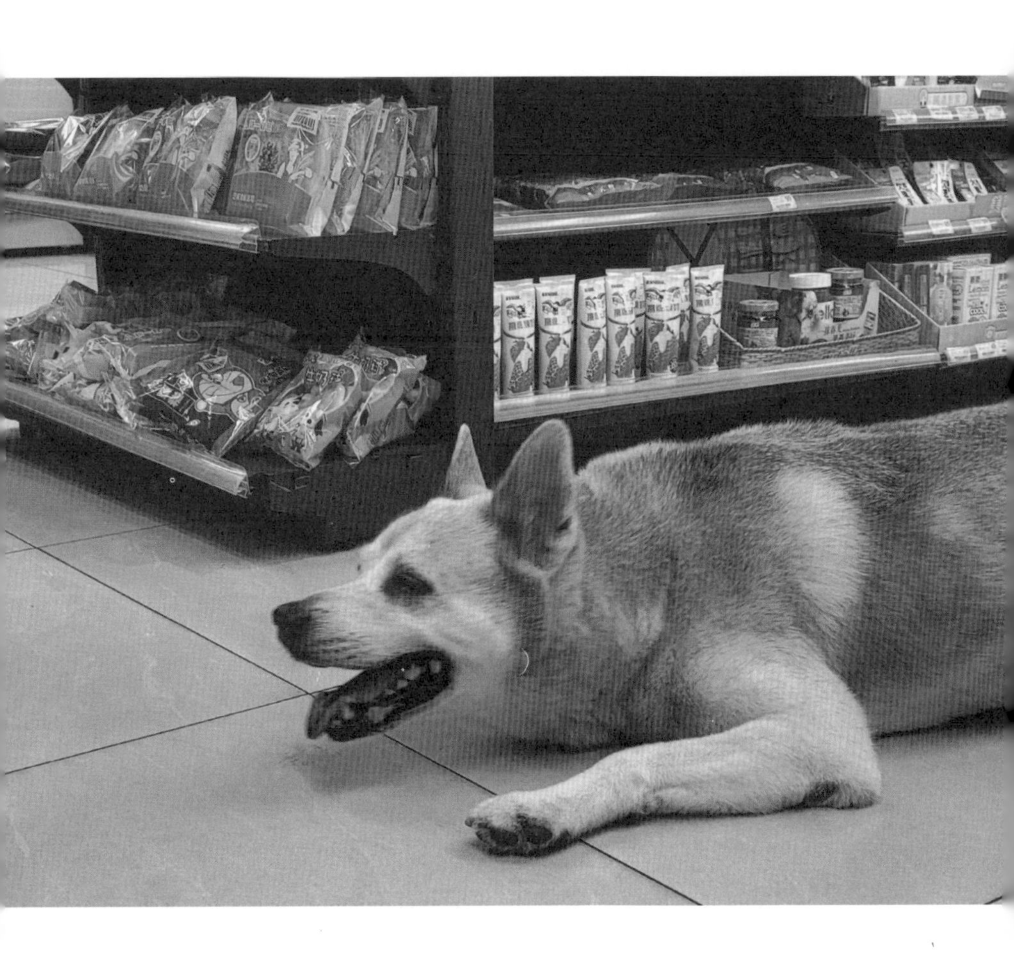

對於自己的行為有一種「要低調」的意識。這個環節上，檳榔跟菸的差別是菸有《菸害防制法》，檳榔沒有。雖然在工地中作為提神與社交媒介是一樣的，但是在工地對抽菸與吃檳榔者這兩個行為的決策模式是不同的，必須使用不同的策略。

若是前三種情境都可有適當的回應，以降低誘發的因素，第四種情境「分享」發生的情況自然也會降低。在生活中的社交活動「請人抽菸」、「邀人喝酒」的行為相較於十幾年前已經降低很多，究其主因是實施《菸害防制法》以及酒駕路測，雖然不是每個抽菸的人與每個喝酒的人都違反規定，但是卻創造了一個不抽菸與不喝酒的有利環境氛圍，對於工地嚼檳行為的正面影響是不抽菸不吃檳榔的人，可以說出「我不用」而不會覺得傷感情。

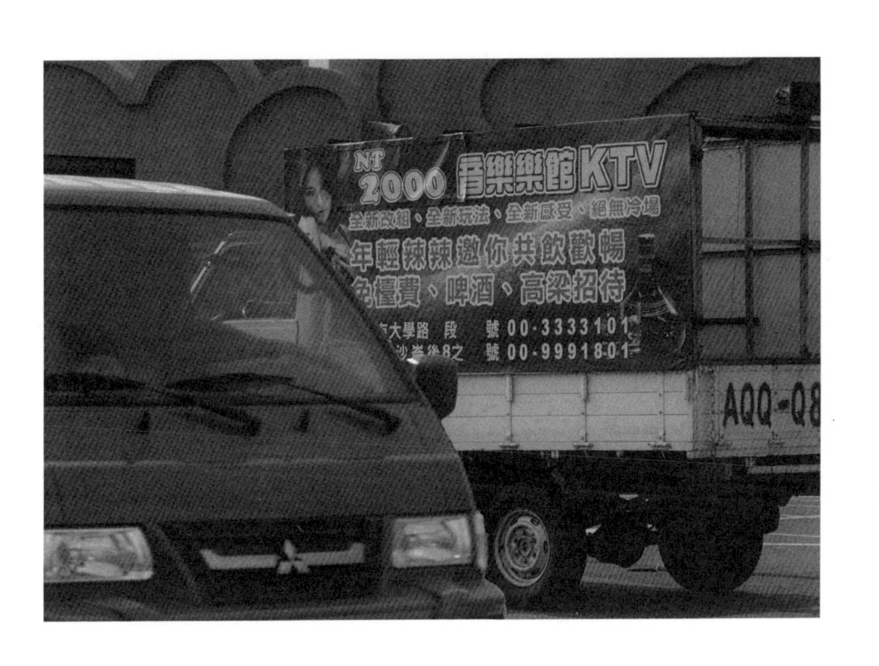
NT 2000 音樂樂館KTV
全新改組、全新玩法、全新感受、絕無冷場
年輕辣辣邀你共飲歡暢
檯費、啤酒、高粱招待
號 00-3333101
號 00-9991801

窗戶破了就要修

另一個重要的參考理論是破窗理論，它是由犯罪心理學界的James Wilson與George Kelling在西元1982年提出，這個理論的主要觀點是：「如果忽視微小的過錯、秩序不良好的環境卻不去處理，將會引來更多的混亂，讓警務和行政執行變得更加困難；如果放任不良現象無限擴張，導致犯罪發生的可能性更高。」

這個理論有個經典的實驗，實驗者將一輛汽車停放在治安高危險區，經過一陣子之後卻沒有犯罪的事情發生，於是，實驗者將該汽車的一個車窗打破後再繼續觀察，結果該輛汽車在數小時內車窗都被打破、車內音響被拔除，四個輪胎也都被拆除偷走了！

破窗效應與應用

這理論在上個世紀90年代被紐約市長引用，當作強力警務的依據，針對公共空間任何有犯罪嫌疑的人事物進行盤查與預防性管控，讓後來十年間紐約市的治安大幅改善。但是，其負面效應就是造成對種族歧視、警察暴力、侵犯人權的質疑。

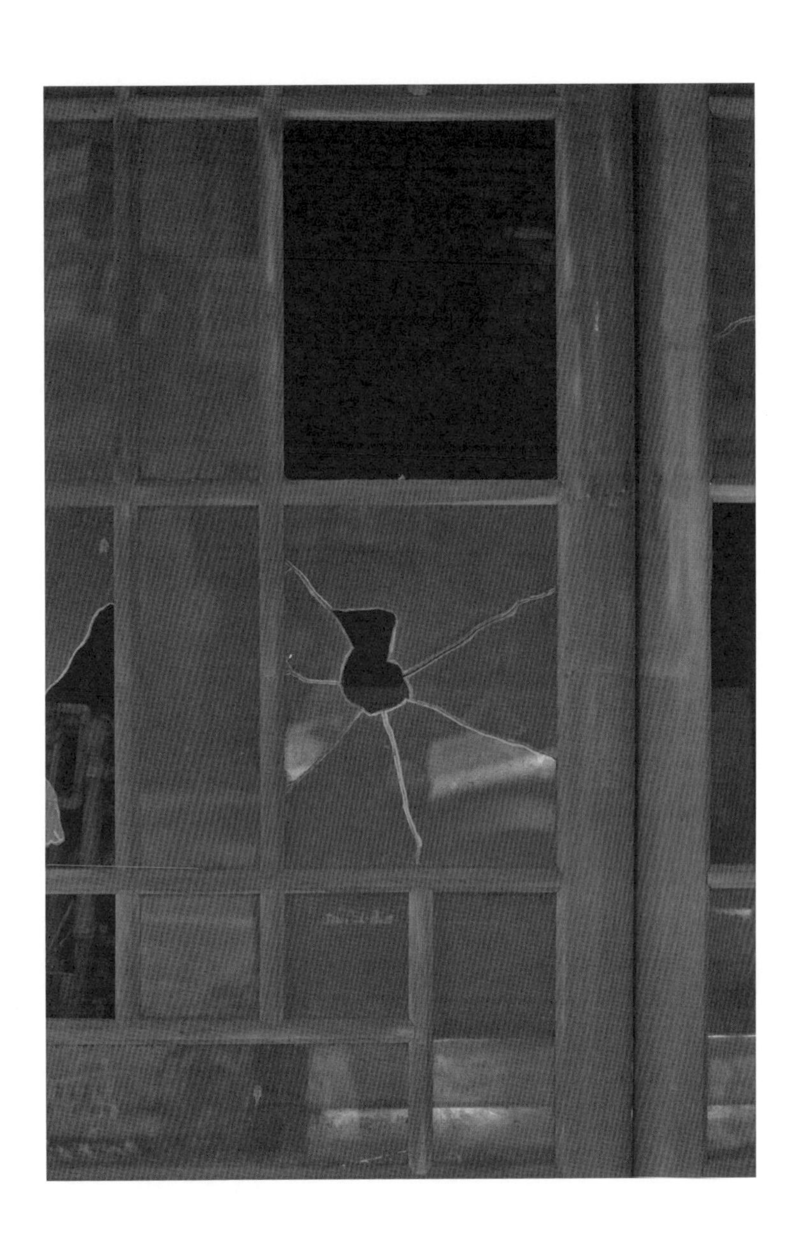

人在環境中的行爲受到他人影響是很容易理解的現象，例如在捷運車廂或是餐廳中大家都很安靜，自己要講話也會保持低聲；一旦有人講話比較大聲沒有節制，整個環境中講話的人就會越來越多、聲音越來越大。

一個乾淨整潔的環境，或是沒有人亂停車的地方，要將第一包垃圾丟棄或是成爲第一輛違規停放的車子，大家會比較有疑慮。整齊、沒有人違規的環境透露出一種「有人管理」的訊息。這跟有沒有告示牌無關，很多隨意丟棄垃圾與違規停車的環境也都有設置告示牌，但是只要有第一包垃圾，或是第一輛違規停放的汽車，就會有更多的人覺得這裡可以違規沒有關係，因爲那一袋垃圾或那一輛違規停放的汽車的景象所傳達出來的資訊是：「沒有人管理」。

破窗效應在亂丟垃圾亂停車的應用，強力的執行方式是取締與罰款，用監視攝影機錄影公告、警察舉發拖吊等等；輕推的方式則是尋找不守規定者的心理與思考模式，用輕而有效的方式來改變他的行爲。

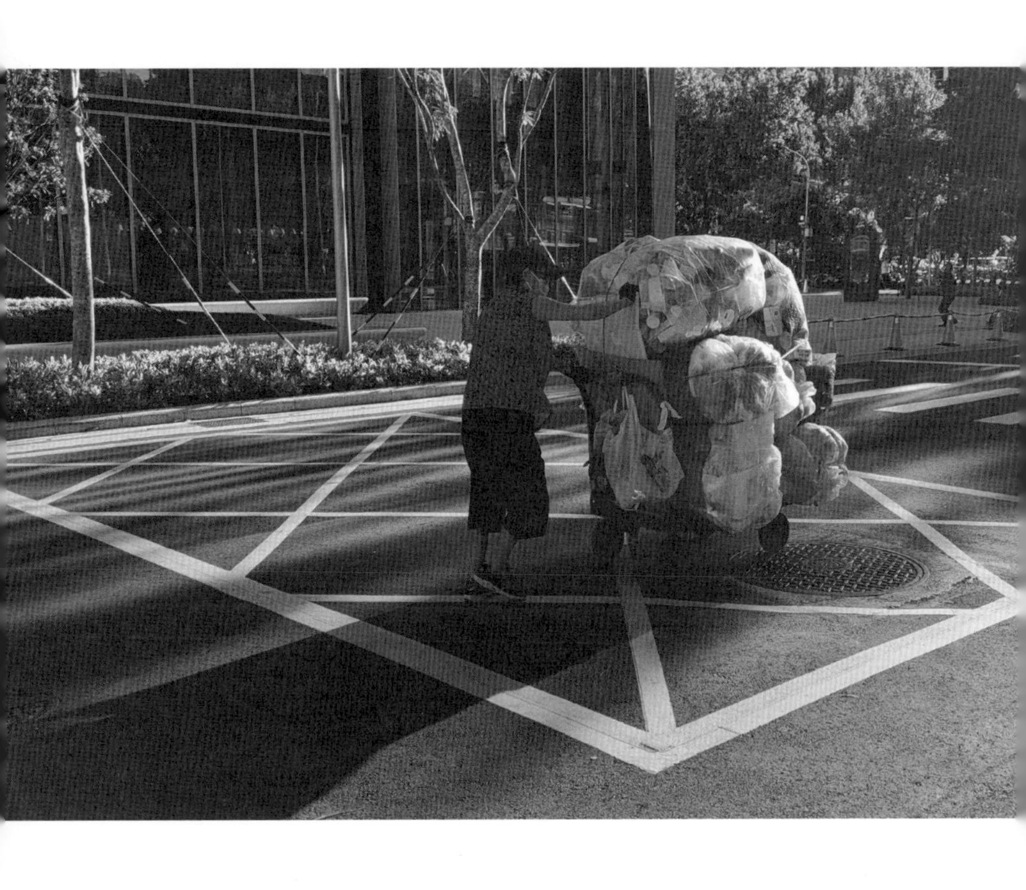

舉例來說，面對道路庭院中的植栽旁立牌子寫「禁止摘花」，不如寫「蟲害，上藥養護中」。道路兩側禁止停車的紅線對於想要違規停車的人所產生的阻卻力量，不如柏油地面寫了鮮明的車牌號碼以及拖吊場電話的粉筆痕跡。

再舉個例子，在開放的校園會有人進來遛狗、跟學生推銷、或是做其他違反治安的行爲，學校可以在校園裝滿監視器並加強巡邏，讓這些人打消「想要做」的念頭；也可以透過環境資訊做提醒，比如校園送公文郵件的警衛、清潔人員穿著鮮豔的制服顏色，以及廁所便器與牆上的貼心小告示等，在這些對象的必經之路創造「這個校園有人在關心」的氛圍。

修補破窗與關係

無論是使用輕推或強推兩者哪一種力道，都要避免「街上的房子有破掉的窗戶沒有人修」，這就是犯罪學論述的，必須避免環境中出現有可能引發犯罪行爲的徵兆。就認知心理學來說，針對工地的菸檳酒

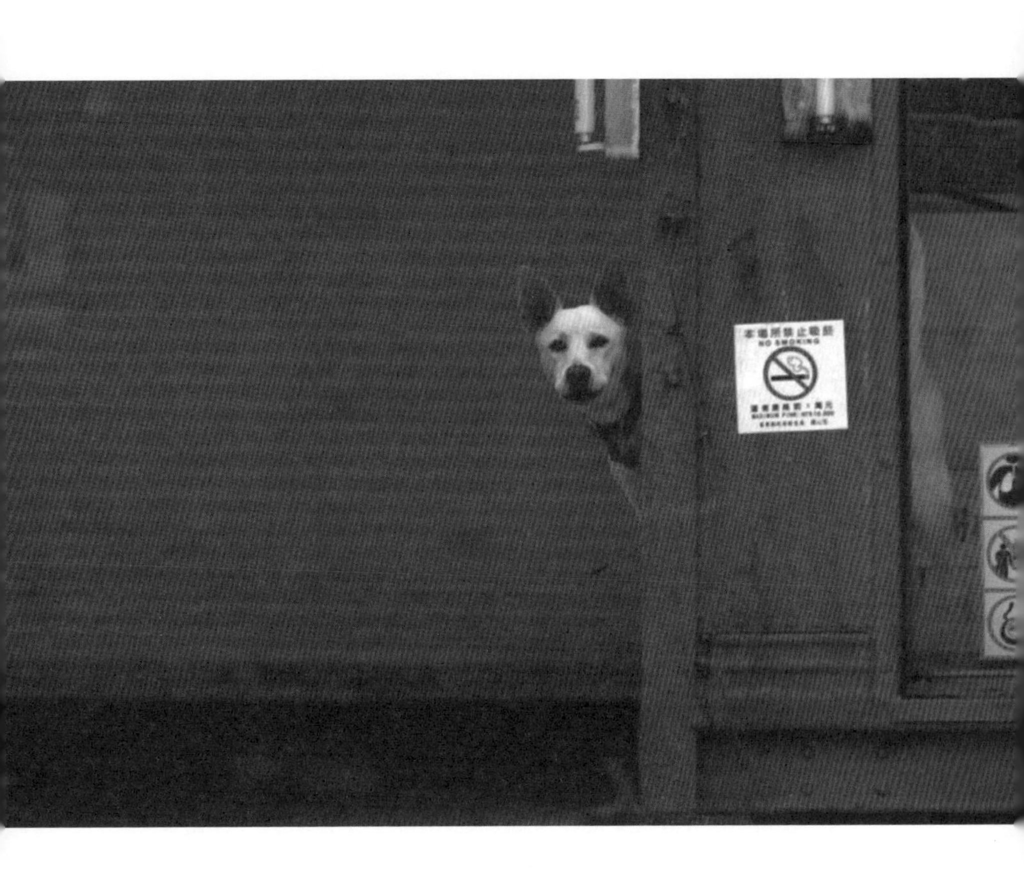
NO SMOKING

行爲改變的課題，是要避免工地中跟菸檳酒有關的行爲、物品、使用後的垃圾，例如菸蒂、檳榔渣、空酒瓶酒杯等。這即是對於「破窗」的即時「補窗」。

從工地管理者的角度來看，當他被責成需要禁絕工地的菸檳酒行爲時，透過高強度的關注，可以在視覺可及的範圍內暫時杜絕這些特定的行爲，但是卻無法持久。對工人來說，在管理者看不到的情境，還是可以進行菸檳酒的行爲，如此一來，不但沒有實質效果，管理者與工人之間原本因爲鬆散管理的互惠與信賴關係也遭到影響。於是管理者與工人之間也會進入另一種行爲默契：「我在的時候你們不要做就好」，進入「給面子」、「讓我好做人」的互惠關係之思維模式。

換句話說，必須要留意這種修補行爲可能帶來的負面效應。針對因爲強力執法造成失序的情況，George Kelling與Catherine Coles在西元1996年提出「修補破窗效應」。認爲執法者應盡早識別並且留意和控制高危險群，保護守法的青少年，促進居民參與維持公眾治安，協調社區內不同的團體處理治安問

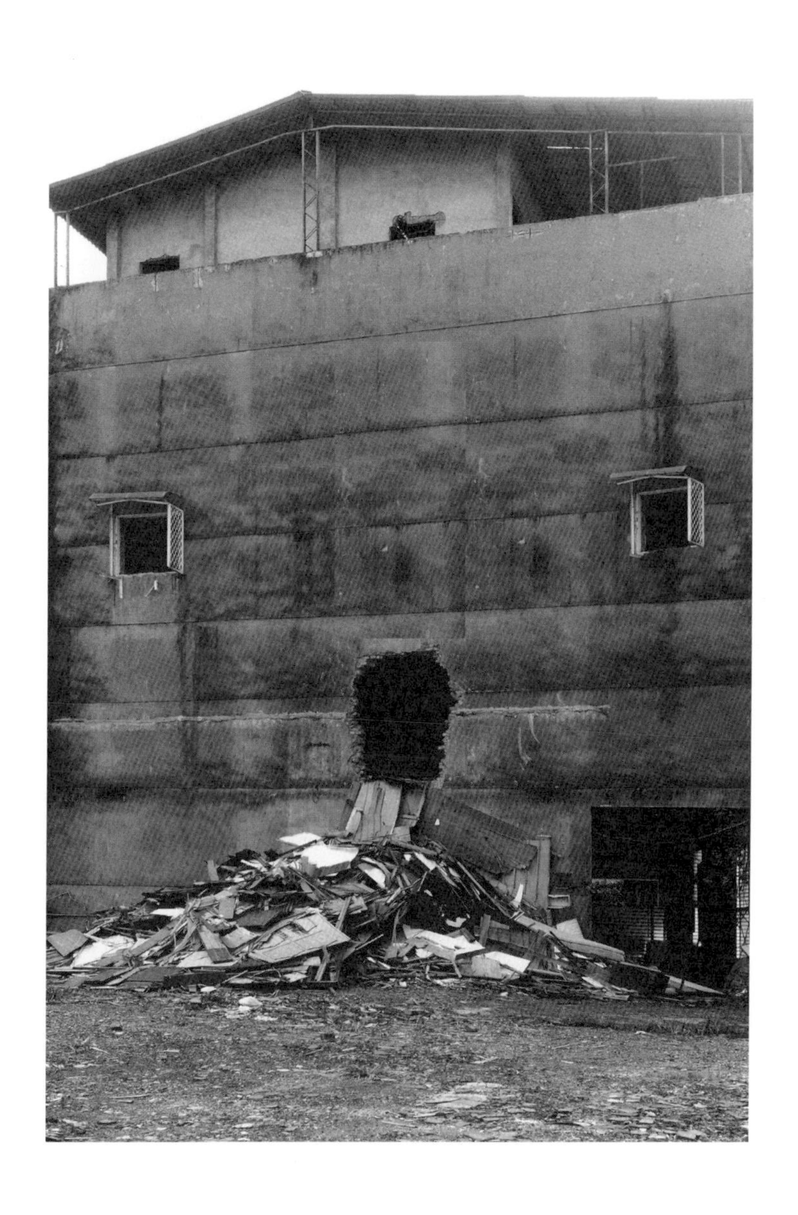

題。這可說是對於紐約市當時針對任何可疑的人事物進行強力掃蕩而遭到質疑的做法，提供一種更細膩、補充式的論述。

如果沒有配套的做法，管理者與工人之間會自行發展出一種新的模式，在被外界關注的議題與彼此之間的需求找到平衡點。當主管或是外界要求加強管理，導致先前「沒有管理的狀態」被改變之後，雙方會用新的方式來維持自己的利益，如此一來，管理者的首要目標「準時與確實完成工程」仍可繼續完成，工人可以繼續進行菸檳酒的行為。只是，工地安全以及工人健康的風險仍然沒有下降。

沿用修補破窗效應的論點，工地需要同步進行、用來改善關係的事情包括：

1. 掌握高風險群，提供篩檢與公衛資訊的福利。
2. 保護沒有菸檳酒習慣的年輕工人，進行預防的行動。
3. 透過工人的人際網絡，建構「大家都沒在吃檳榔了」的氛圍。

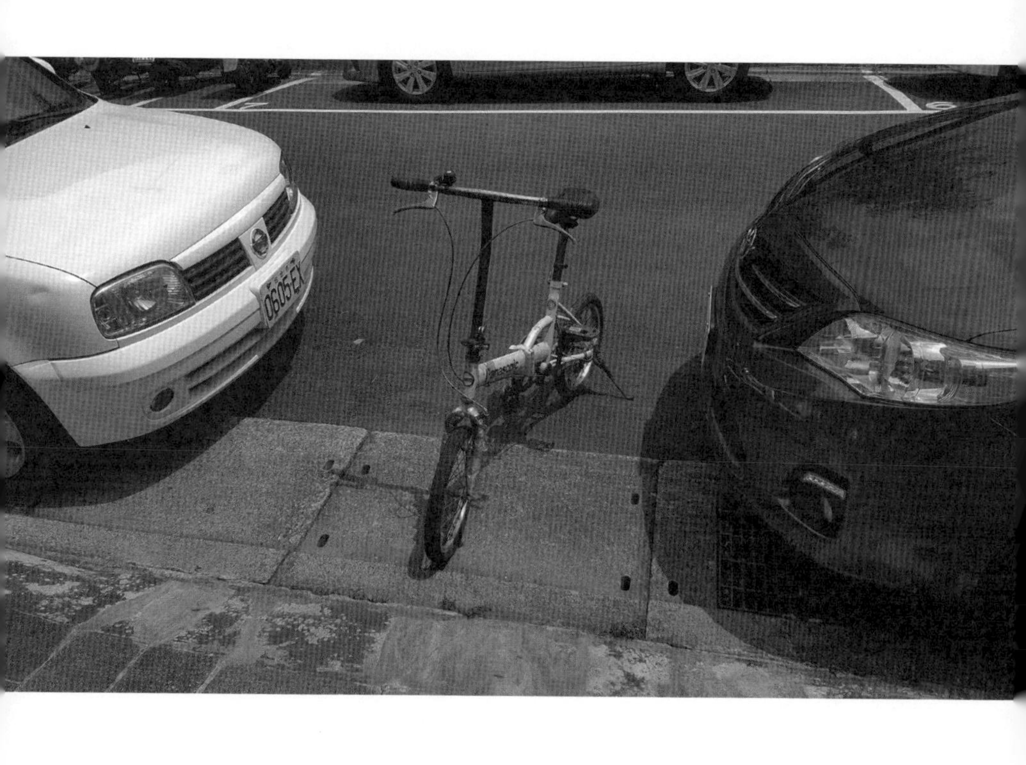
0605-EX

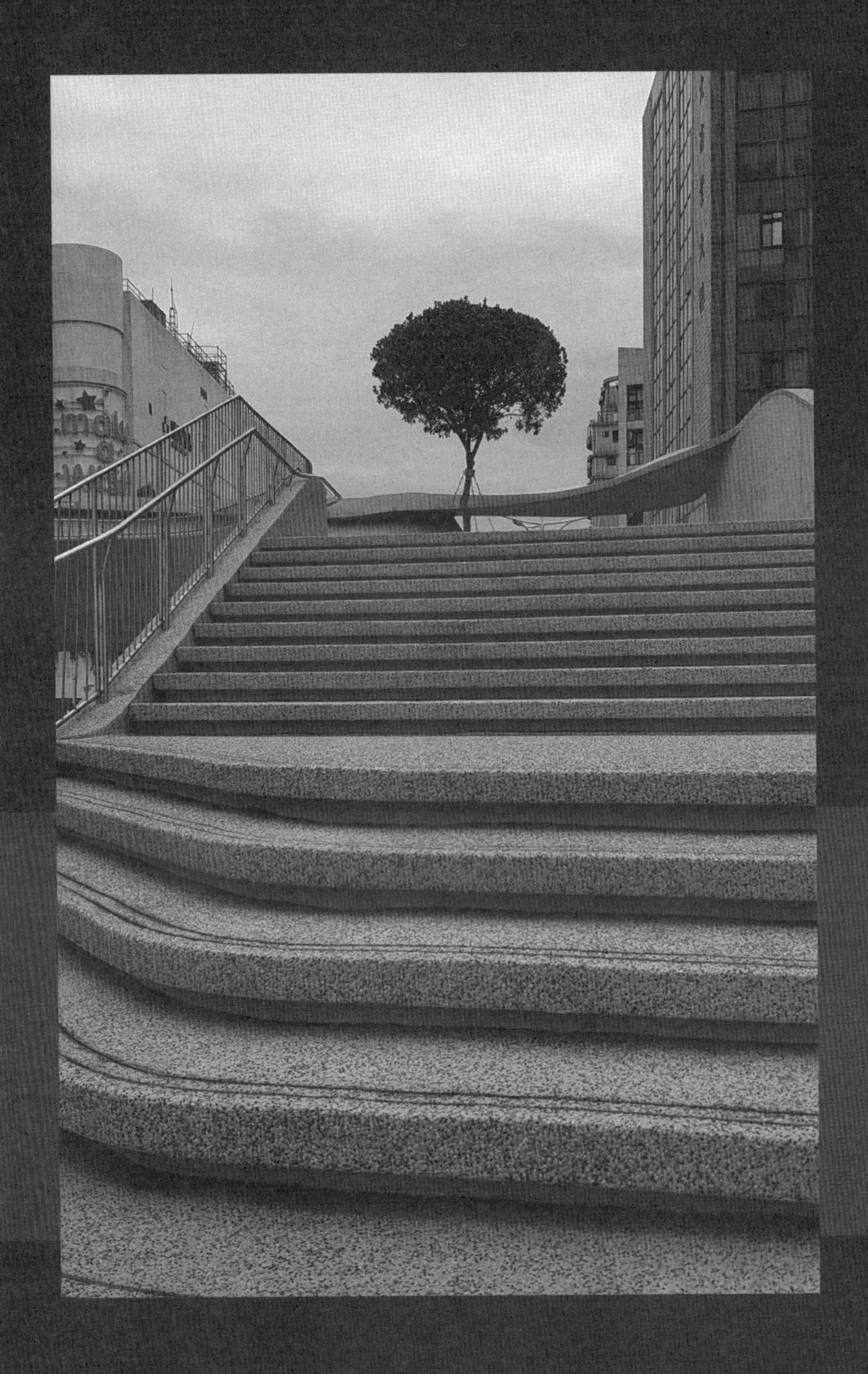

第4章

打造更好的工地

想要創造良好的環境品質，先改變身處環境之中的人的行為；想改變人的行為，先了解他的想法；找到符合個人想法的誘因，從而建立機制比較容易成功。以這些前導觀點當作基礎，本研究在不同的階段發展獨立又相關的目標，就跟工程一樣，其中很多項工作是持續、同時進行中的。

本章分成三部分來說明，第一是透過訪談與參與式觀察，了解工地推動無檳環境的機會，第二是發展介入的模式與工具，第三則是建立系統性的服務架構。

08 切入機會在哪裡

本研究初始的預設目標是透過了解工地對於吃檳榔與不吃檳榔兩個行爲的重要因子，首先盤點工地環境的特性以及工人咀嚼檳榔文化，建構對於職場無檳環境未來願景的描述。

101年起接洽數種不同規模與類型的工地進行試做，再以這個基礎尋找有願意合作的營造公司，探討進入其所屬工地推動的可行模式。另外也挑選推動無檳工地具備成效的營造公司，協助其推行公司內部自主健康促進活動，再依據這些經驗，發展更適用於營造單位或工地的各項誘因。

同時，辦理工地之職場菸檳率調查，發掘高嚼檳對象細部資訊，透過教育訓練介紹工地人員組成與樣態、介入時機、如何與工地溝通等內容，幫助衛生單位理解工地文化，降低衛生單位人員推動工地健康促進之障礙。

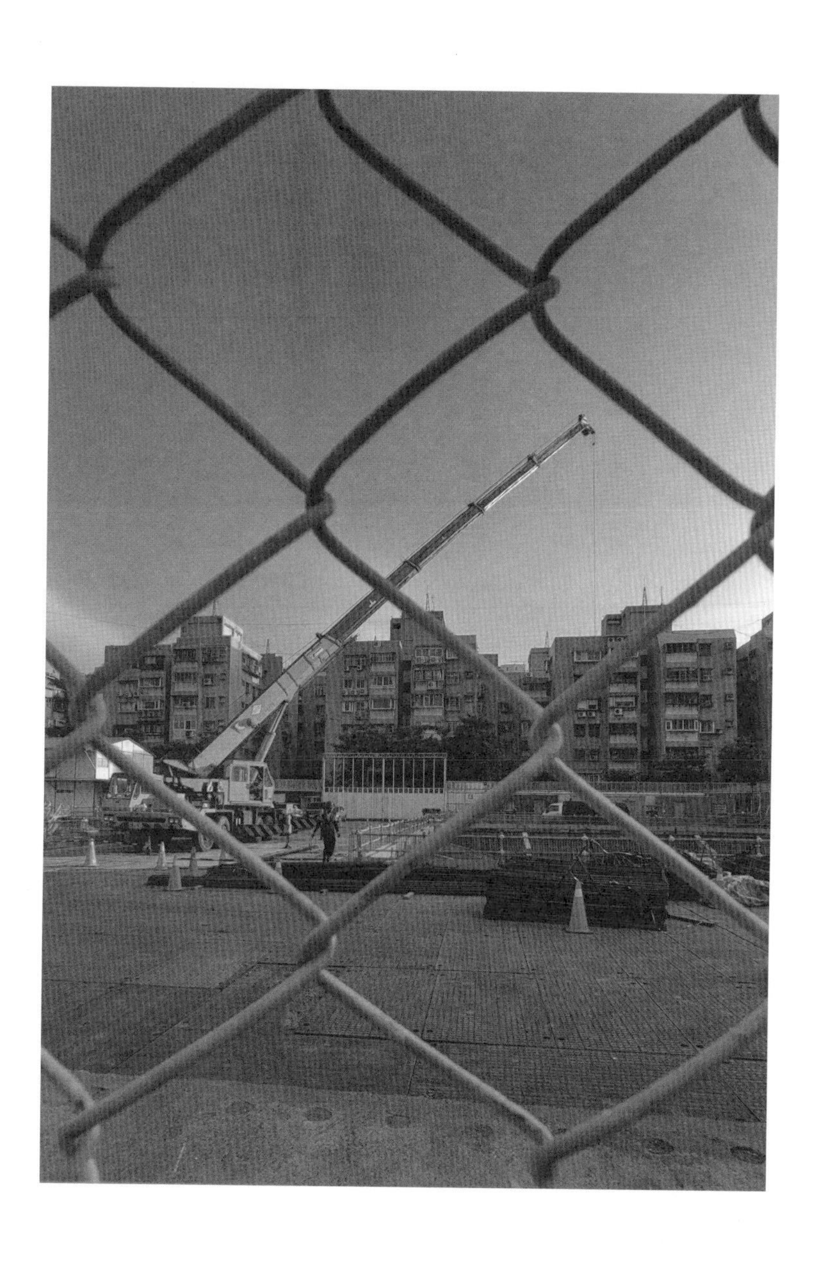

經過前期階段的研究有個關鍵的發現，傳統採取宣導與管理的角度切入的做法效果有限。工地工人最需要的是有人關心他的健康，而對於他產生戒檳念頭最有影響力的是他的家人；管理者需要的是有人了解他在工地配合推動的需求，提供他實質、有效的協助。

在談戒檳、減檳之前，邀請營造公司辦理口腔黏膜篩檢活動，以照顧工人健康的角度讓衛生單位進入工地提供篩檢服務。從這個角度切入，確實讓營造公司重新調整對於衛生單位進入工地篩檢的想法，開啓合作的可能性。

累計至110年與本研究合作過的營造公司已有20餘家，溝通的第一步是了解對方的想法與需求。在工地辦理一場口腔黏膜篩檢或衛教宣導活動，需要溝通的對象包括1.營造公司高層主管。2.工地現場管理人員。3.參與活動的現場工人。高層主管想了解活動目的，關注企業社會責任，以公司整體利益爲優先考量。中階的現場管理人員被賦予依照工程進度完工的重要使命，在意的是辦理活動的實務層面，擔心一場活動占去過多工作時間，導致進度延遲。建立合作關係的首要切入點是解除對象的疑慮，努力延續對話可能性，就有機會談到合作。

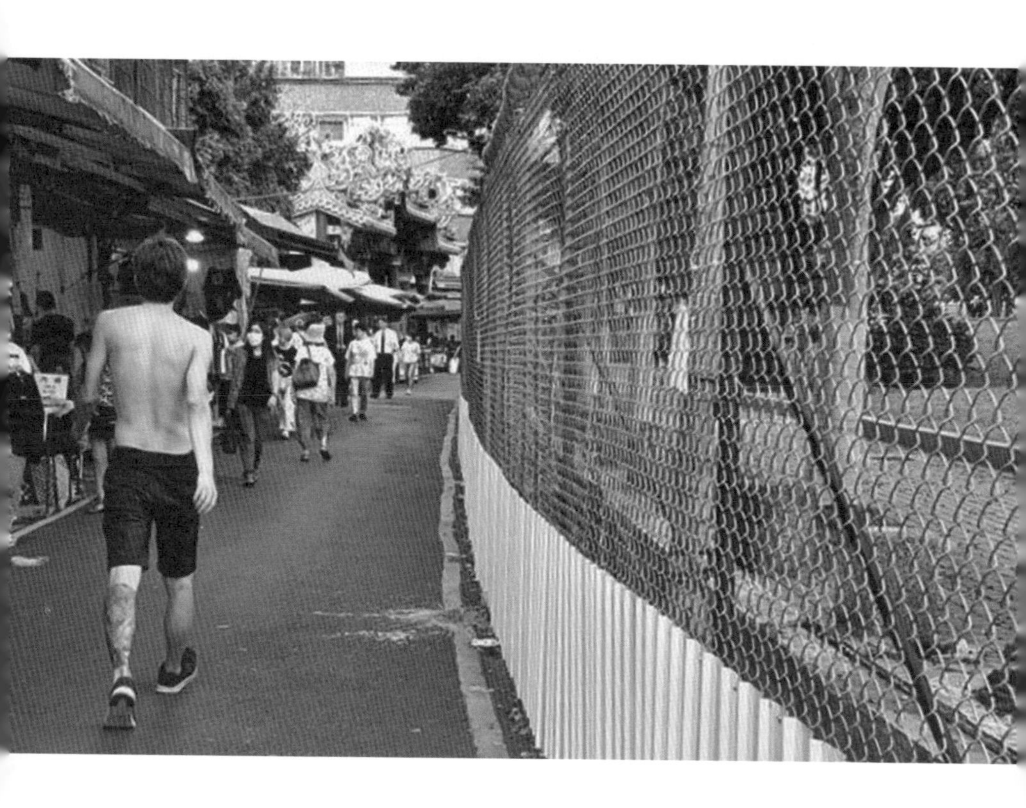

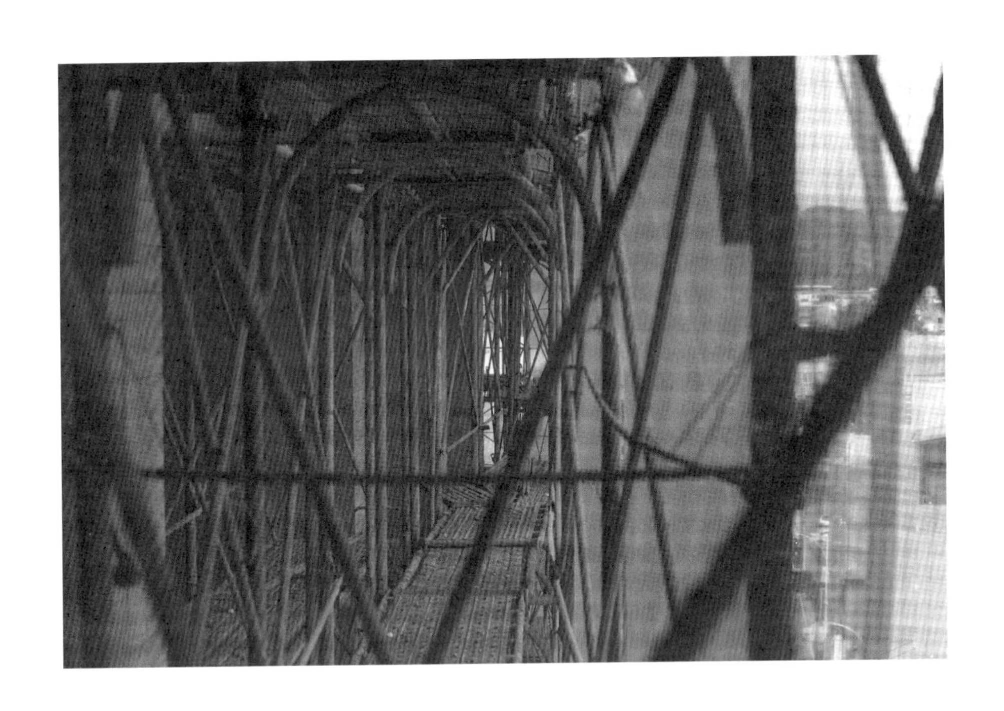

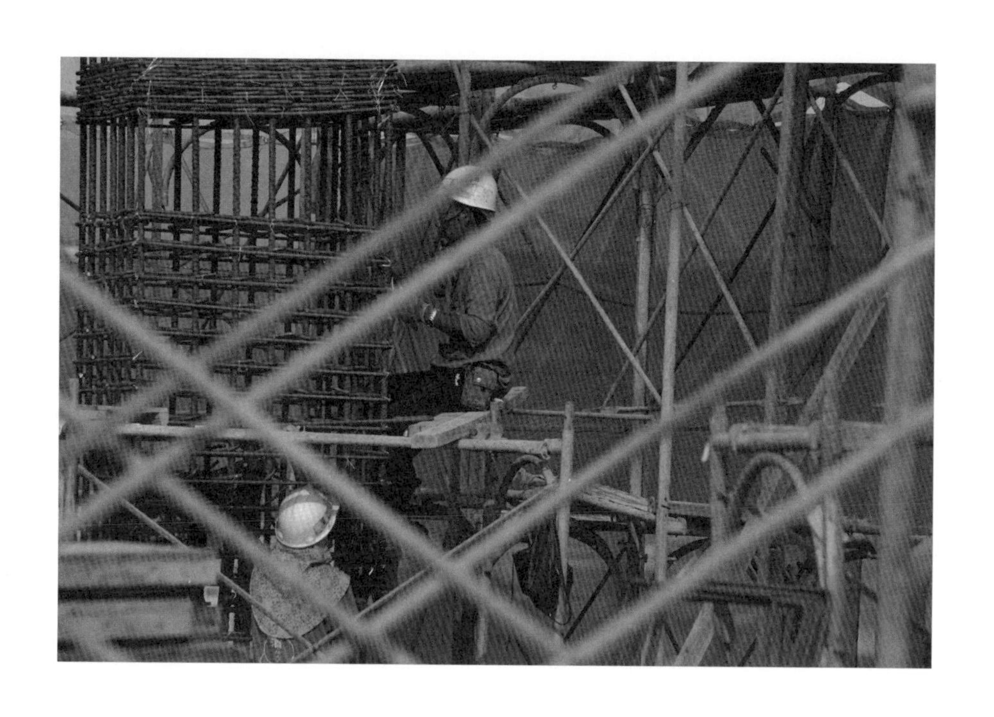

09 哪些事情先開始

對於各種切入模式比較可以掌握之後，開始發展相關知識與工具；在業界擴大營造公司與產業界對於工地無檳的支持，擴大對象、規模；創造各種與產業接觸的管道、工人接受篩檢的機制，以及醫療院所進入工地的機會。

管理人員要先學

首先是將相關知識編整成爲友善易懂的教材，以工地爲場域、嚼檳工人爲對象，拍攝影像紀錄與訪談個人故事，用「重要家人」角度製作類繪本媒材，作爲與工地進行宣導之柔性範本。

工地管理者講習對象主要爲營造業管理人員，例如品質管理人員、工地主任、職安衛人員等。透過最新資訊與政策做法的說明，除了改變參與者個人既定

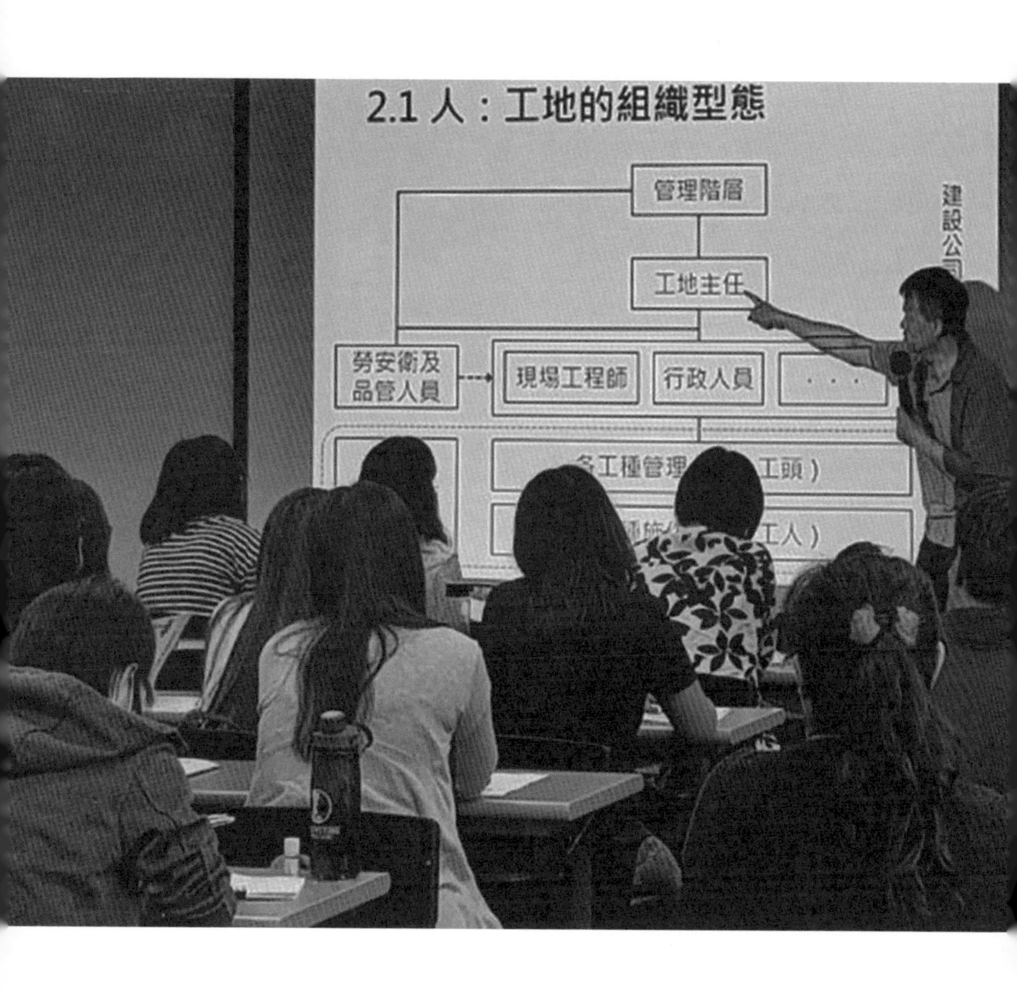
2.1 人：工地的組織型態
管理階層
工地主任
勞安衛及
品管人員
現場工程師
行政人員
建設公

的成見以外，可整理成容易理解、容易轉述的概念，帶回工地職場，成爲在各工地協助健康促進行動的重要窗口。

101年起本研究與淡江大學推廣教育處以及中華產業協會合作，前者安排於工程品管人員回訓班、工地主任回訓班等課程時間進行宣導。後者則主要推行或接受委託辦理各項環保、營建、製造等企業之勞工安全衛生教育訓練及相關服務，承接內政部營建署、勞動部職安署等單位辦理課程，受訓學員多爲營造業工地現場管理人員或專業人員，也都是無檳工地計畫推動之目標對象。

在學習的內容方面，除了一般健康促進的知識以外，特別重視協助管理者認識無檳支持性環境建置的相關知能，以及取得協助與支援的資訊。

104年與全國十九個營造業職業工會接洽，說明工地無檳計畫，透過工會進行宣導。105年營造業中區勞工安全衛生促進會辦理無檳工地說明會，播放拍攝之工地紀錄片，營造業職業安全衛生促進會的成員主要爲從事營造產業之相關業者。同年起本研究成員出席「營造業中區勞工安全衛生促進會」例會進行無檳工地宣導，提供口腔黏膜檢查、戒檳班、口腔癌等衛教資訊。107年時擴大主題合作；108年則開始擴展至其他區域，安排於營造業南區及北區勞工安全衛生促進會、中華產業協會等組織辦理宣導。

媒合醫院與工地

本研究早在103年首度於工地辦理口腔黏膜篩檢活動。建立起與營造公司合作的模式後，辦理檳榔防制及口腔癌防治衛教宣導、口腔黏膜篩檢活動的場次亦逐年增加（表七）。

（表七）

	口腔黏膜篩檢（場次）	口腔黏膜篩檢（人數）	口腔黏膜篩檢（陽性人數）	陽性比例（%）
103 年	1	51	0	0%
104 年	2	66	8	12.12%
105 年	2	51	5	9.80%
106 年	1	11	3	27.27%
107 年	6	245	18	7.35%
108 年	13	383	35	9.14%
合計	25	807	69	8.55%

除了透過研究計畫直接協助的工地篩檢，藉由這個研究建立的模式，彙整公共工程招標資訊，將金額大於一定規模的案件得標廠商資訊，由國民健康署轉給縣市政府衛生局，透過公文通知其公司進行聯絡，約定醫療院所進入工地篩檢。根據國民健康署108年統計資料（表八），總計108年補助醫院進入工地進行篩檢的總場次為207次，篩檢有效人數為4,145人，其中15.5%為陽性。

（表八）108 年醫院進入工地口篩執行成果

工地數量	篩檢人數	有效人數	陽性人數	陽性率
207	4,800	4,145	644	15.5%

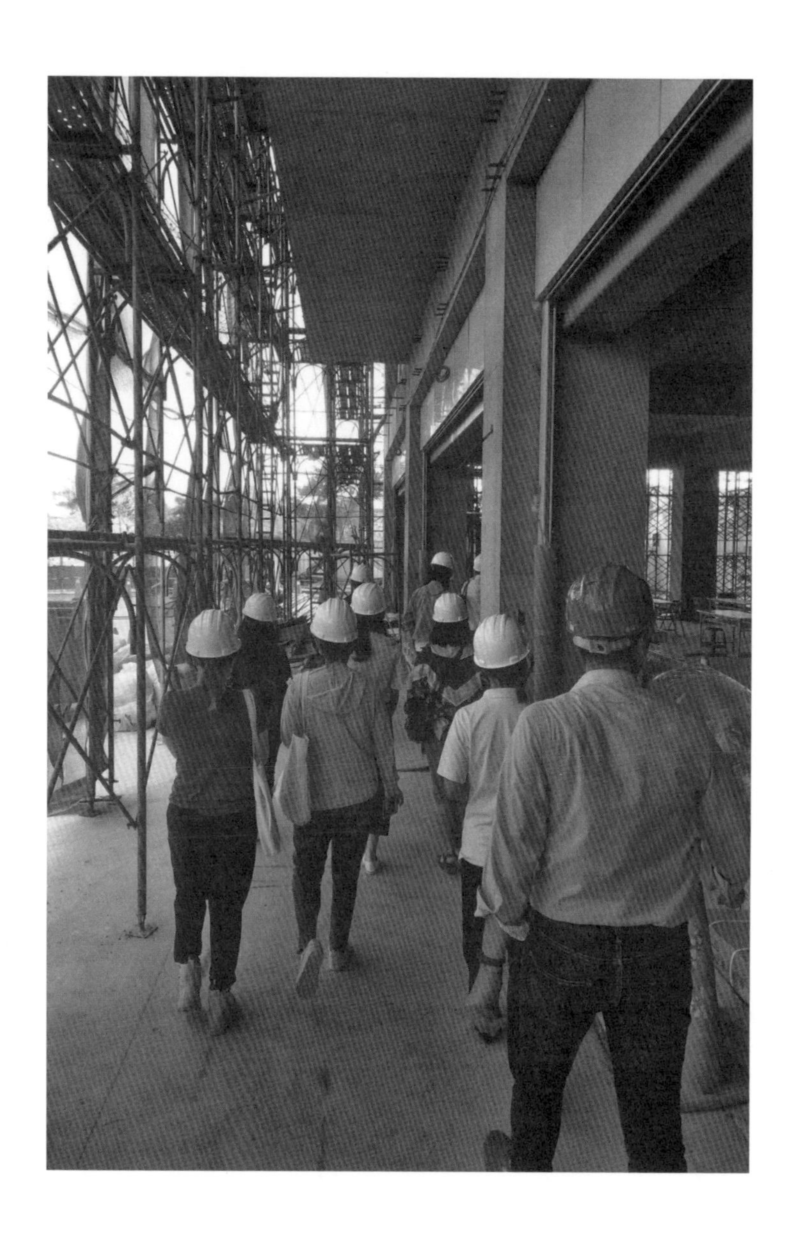

有做工程就來篩

根據調查與分析的結果，本研究提出了兩個命題：一是如果口腔黏膜篩檢是每位工人進入工地作業的權利（福利），也是雇主的義務，則可擴大工人接受篩檢的涵蓋率。二是如果建立獎勵機制，可以提高營造公司積極進行工地健康促進的誘因。

爲了確認相關法規在地方上是否確實可行，這些構想在發展成爲中央統一規範之前，必須要先行了解各縣市的差異性，於是選定六都、直轄市、花東三類型的縣市進行洽談，探究縣市執行的最佳方案以作爲檢討與修正。本研究分別跟台東縣、台中市、宜蘭縣、新北市政府相關單位洽談，總共因應各地方的特性發展出三種模式。

採購契約模式：台東縣政府衛生局與建設處共同主辦，由建設處發文予所屬單位，建議各單位要求其管理之工地於施工期間辦理口腔黏膜篩檢，依照工程進度與環境的條件，統一向台東縣政府衛生局聯絡，再由衛生局指派衛生所至工地進行口腔黏膜篩檢。

建照流程模式：台中市政府都發局將口腔黏膜篩檢活動納入建造執照申請流程：於開工查核表加入口腔黏膜篩檢同意書，要求採購金額5,000萬以上公共工程之承造單位須在放樣前檢附該同意書，再由營造施工科轉知衛生局，由該局與承造單位聯繫，約定時間安排職場口腔黏膜篩檢。

行政管理模式：這種模式有宜蘭與新北兩個縣市採行，宜蘭縣政府又分兩種流程。第一種由宜蘭縣祕書處採購科不定期提供縣內工程名單予衛生局，再由衛生局依照名單與工程發包單位聯繫。第二種則與工程主辦機關合作（第一河川局、高速公路局），集合多個廠商的工人到縣政府約定的地方進行篩檢。108年舉辦三場口篩，134人中有25人陽性，占18.6%。新北市政府則是由工務局邀集承接公共工程的廠商，透過衛生局安排醫療機構進入工地篩檢。

未來中央統一之規範可以根據不同工程性質（室內、建築、土木橋梁等等）以及金額的規模等差異，訂定不同的篩檢機制指引，各縣市政府可依據執行或另訂自治條例。

行政機制可以比較具備彈性做法，例如將篩檢同意書納入建管申請流程、或由工程主管機關將相關條款寫入採購契約、或利用本計畫彙集之5,000萬以上公共工程資料主動聯洽等方式，由縣市政府各局處擇可行者試辦。比較強制性的做法則是將口腔黏膜篩檢項目納入工程採購契約「附錄4.品質管理作業」之「4.廠商其他應辦事項」中。直接放在該文件的附錄中，可降低廠商對新增事項的壓力與抗力，但同樣有效力可要求廠商完成。

建立獎勵與誘因

另外，本研究尋找營造公司在工地內推動健康相關事項的動機及誘因。創造外部誘因，亦是引發內部行動的方法之一。106年度透過國民健康署匯集計畫執行重點，與勞動部職業安全衛生署溝通，促成職業安全衛生署於107年起將「配合國家政策，推動工作者保護相關事項（例如：癌症篩檢等）」納入「職業安全衛生優良公共工程及人員選拔」（通稱金安獎）之加分項目。

爭取獎項加分對營造公司來說，具備十分明確的動機。從107年開始納入加分項目至今，不少曾經參與本研究相關計畫的營造公司名列獲獎名單之內。有營造公司管理人員表示，對於報獎單位來說，辦理口腔黏膜篩檢是基本分數，幾乎所有報獎單位都會做。因爲獎項競爭激烈，大家會擔心因沒有得到加分而錯失獎項。加上近年工地口腔黏膜篩檢活動辦理的場次增加，許多工地管理人員已經有過辦理活動的正向經驗，辦理的意願大爲提高。

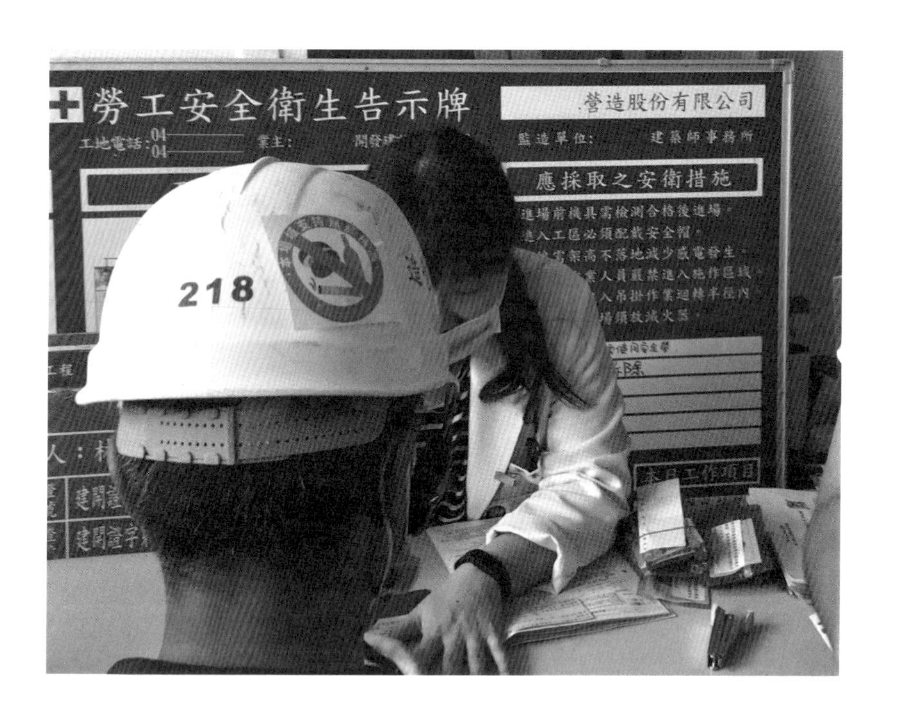
勞工安全衛生告示牌
營造股份有限公司
監造單位：
建築師事務所
應採取之安衛措施
進場前機具需檢測合格後進場。
進入工區必須配戴安全帽。
218

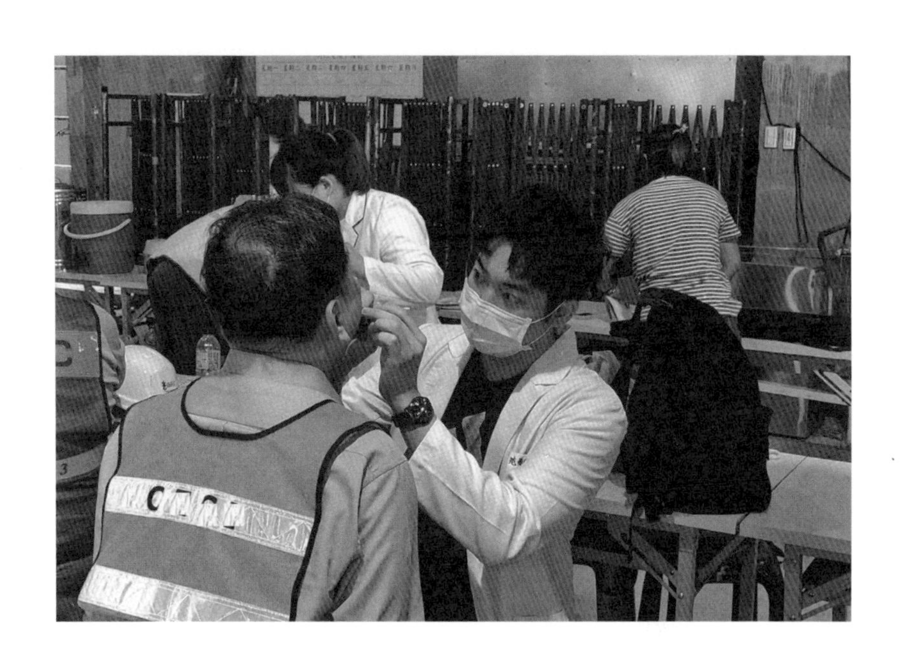

10 還有很多可以做

從前述相關行動的說明可以看出，不論是複雜度高的無檳環境建置，或是相對單純的口腔黏膜篩檢，參與其中的營造公司與醫療院所及衛生局都需要充足、有用的服務（這些服務包含知識性與技能性的），以及更多對於推動工作有用的情報。

至於這些服務的提供者，目前是由計畫委託的團隊負責，長期來看需要有一個穩定、全國性的協力團隊，也許是基金會或是資源中心的角色，負責整合資訊，媒合、培訓、研發。

這裡將推動無檳的進程概分成六個階段，分別是：引發動心起念、提供行動知能、保持互動關係、擴大資源分享、持續深化行動、拓展合作單位。說明在這六個階段，協力團隊針對這兩個單位可以做的協助。

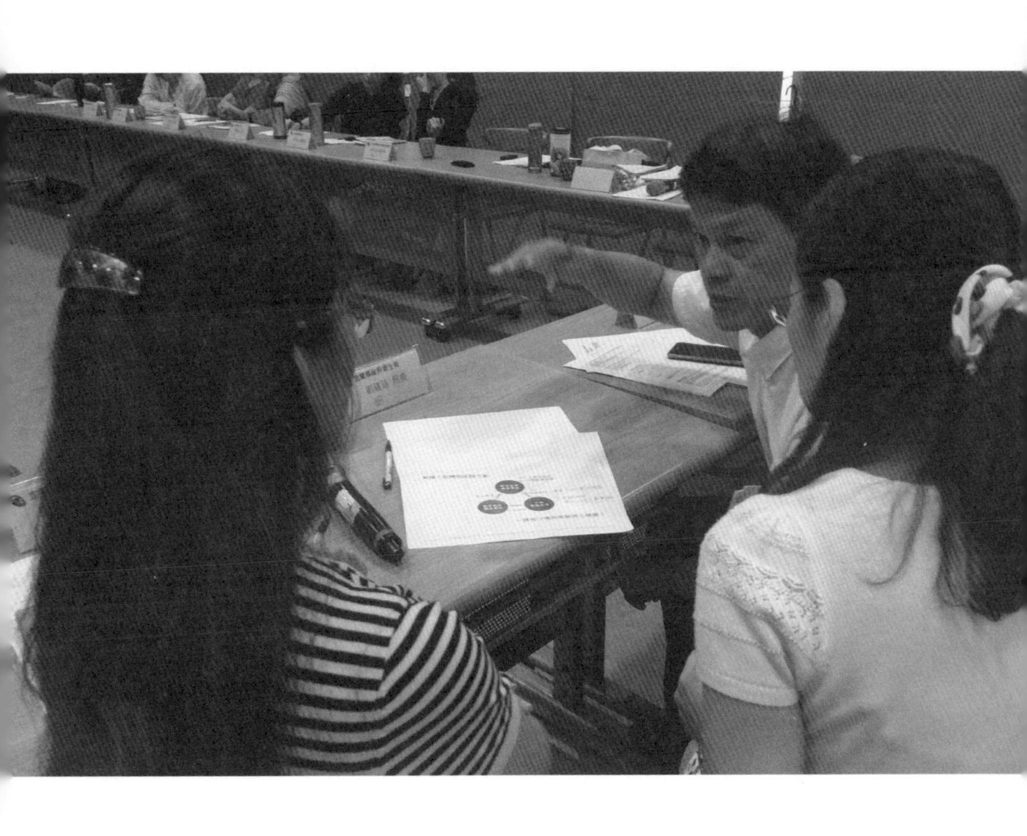

引發動心起念

營造公司方面：在產業相關的活動場合宣傳工地健康議題，引起關注與迴響。說明健康促進工作與營造公司業務的正向關係，分享公司照顧勞工健康提高企業形象的正面案例。說明如何透過簡單、不麻煩的方式在工地推動健康促進工作，並提供政府或民間對於工地進行檳榔防治工作的鼓勵措施。

醫療院所及衛生局方面：分享營造業有嚼檳行為的工人與口腔癌高風險群的相關資訊，引發進入工地口篩與進行相關健康服務的動機。協助了解政府有關單位對於工地篩檢的績效認定與資源補助等相關規定，以及介紹進入工地的成功案例。

提供行動知能

營造公司方面：提供可以跟外部單位／團體合作在工地進行健康促進的事項以及工作流程，分享營造公司與外部單位合作，進行健康促進的模式以及成功案例。邀請公司人員參加外部舉辦的講習或培訓課程。

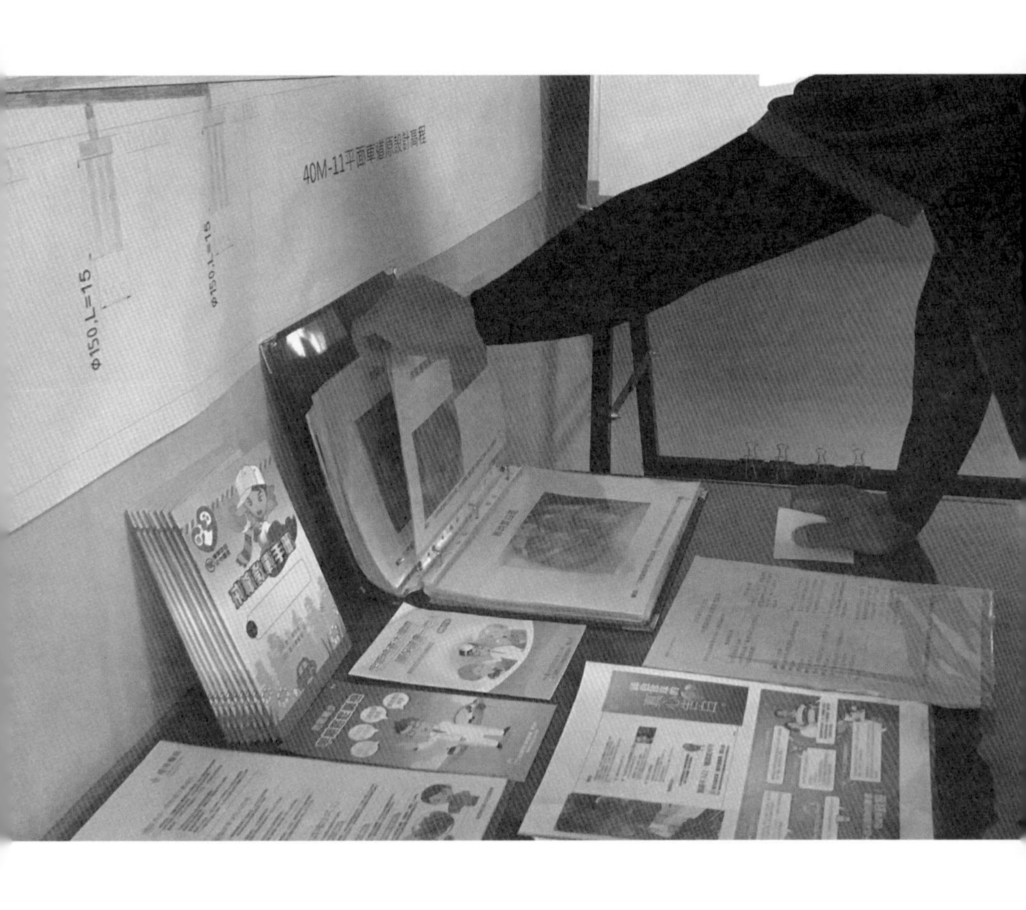
40M-11平面車道原設計高程
Φ150,L=15
Φ150,L=15

醫療院所及衛生局方面：提供工地與工程流程的相關資訊，幫助了解工人與工地的特殊性；提供進入工地進行健康促進服務的多種可行的模式、流程以及如何跟營造公司或工地管理人員溝通的要領。介紹成功的案例，邀請參加區域性或全國性的學習體驗活動。

保持互動關係

營造公司方面：提供電話或線上諮詢管道，建立專家支援的線上資源平台。持續提供更新版的電子資訊或文宣品，以便可以在工地或是業界活動中張貼或分送；提供公司關於工地健康促進行動的影片、簡報，有需要時可以由專人進入公司的場域進行說明與報告，亦可以排專人進行管理階層拜訪，進行高層遊說。

醫療院所及衛生局方面：提供電話或線上諮詢服務，提供跟營造工地有關的相關知識，以及可以在機構中或是舉辦活動中分送的文宣，一種「需求導向」的訴求。這個階段可以促成營造公司與醫療院所雙方合作，合辦工地篩檢活動以提高互相的了解與默契。

擴大資源分享

營造公司方面：提供營造公司的健康促進成果可以用爭取政府與民間獎項的資訊；提供政府有關單位配套措施與協助資源的相關資訊，例如可以提供篩檢的單位、陽性個案追蹤相關資訊、無健保給付者的協助方案等等。

醫療院所及衛生局方面：提供獲得政府優良工程品質獎項的廠商，以及承接工程規模較大之公共工程的營造公司的名單，作爲接洽進行工地健康促進行動之用；規劃以工地與工人爲主題的培訓課程或工作坊。

持續深化行動

營造公司方面：依據公司的特性與公司負責人的興趣或社會脈絡，開發未來各種可能性。進行交流活動，分享各種不同規模、類型工地合作的案例，尋找特色與創意的做法。

醫療院所及衛生局方面：發展地區性或全國性工地健康促進資源整合的機制，提供工地健康資源單一窗口的協助機制，進一步與既有的社區健康網絡結合。

拓展合作單位

工地以外的世界，有更多人也正在為工人權益努力，可以進行結合與聯合。以下舉幾個比較接近、可以連結的議題，例如世界衛生組織「健康平等」、「社會企業責任」、「勞工權益」等等，透過既有成果的分享與推廣，可以連結更多議題認同的團體，有機會可以進一步合作。

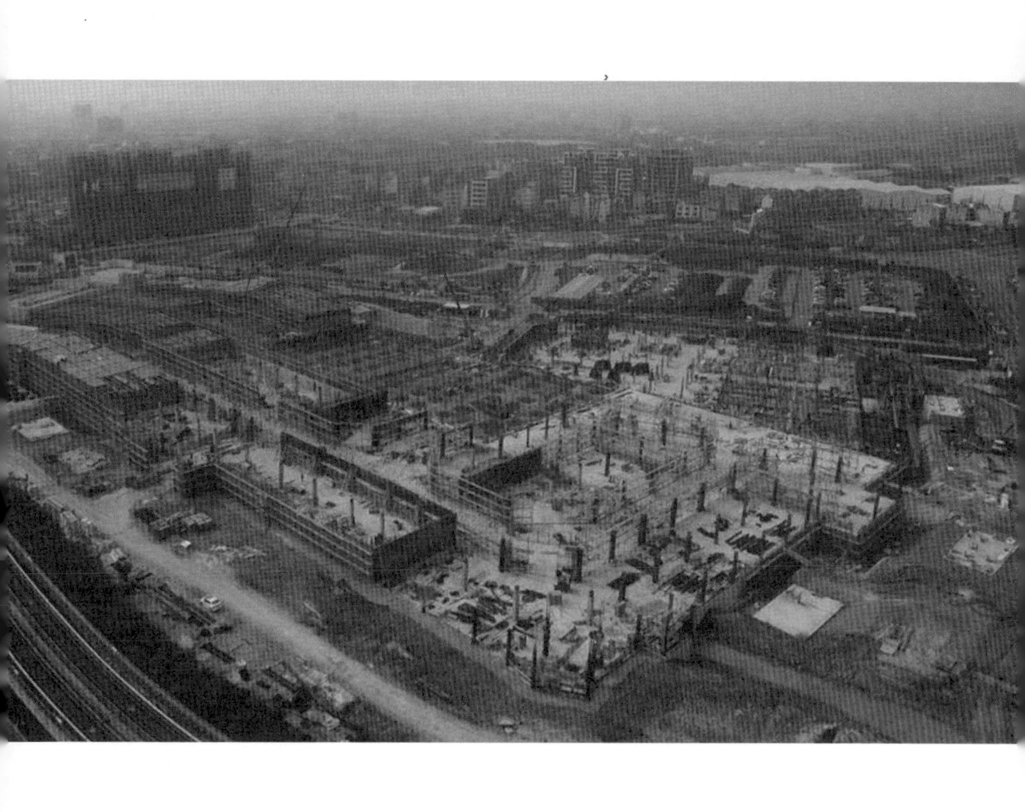

第5章

解開心中的結

工地是個環境舒適度低、工作壓力大的地方。希望工人可以改變對他不健康的行為，需要營造一個更友善的環境來支持他。這個支持性的環境指的是在工地環境中的人、事、物對於工人的減檳、戒檳、篩檢行為有正向的支持力量。讓工人覺得周遭的人是在支持他，不會覺得大家都在管他、要求他。

本章說明研究發現的有效對策，共分成兩個面向，一是工人與健康促進協力者的學習，二是在工地建立支持性環境；前者的重點是角色與定位的翻轉，後者的重點則是建立參與者之間的信任感。

11 知道跟做到之間

知道容易，做到難；兩者之間需要有一個良好的過程。無檳工地的學習是雙向的，透過工人與醫療院所人員之間的互動，讓雙方的認知接近，能力可以提升。工人的學習比較適合使用陪伴聊天的方式，對於進入工地協力的人則採取體驗式與問題導向整合的工作坊。

大家來聊天

就跟所有人要改變習慣一樣，引導工人決定不吃檳榔也需要一段時間的醞釀，不會一蹴而成；需要耐心地用一種陪伴的心情來對待。另一方面，比起坐在教室中聽講，讓工人處於自在輕鬆的氣氛與日常情境中聊天，分享故事與感受，是比較可以接受的學習方式。

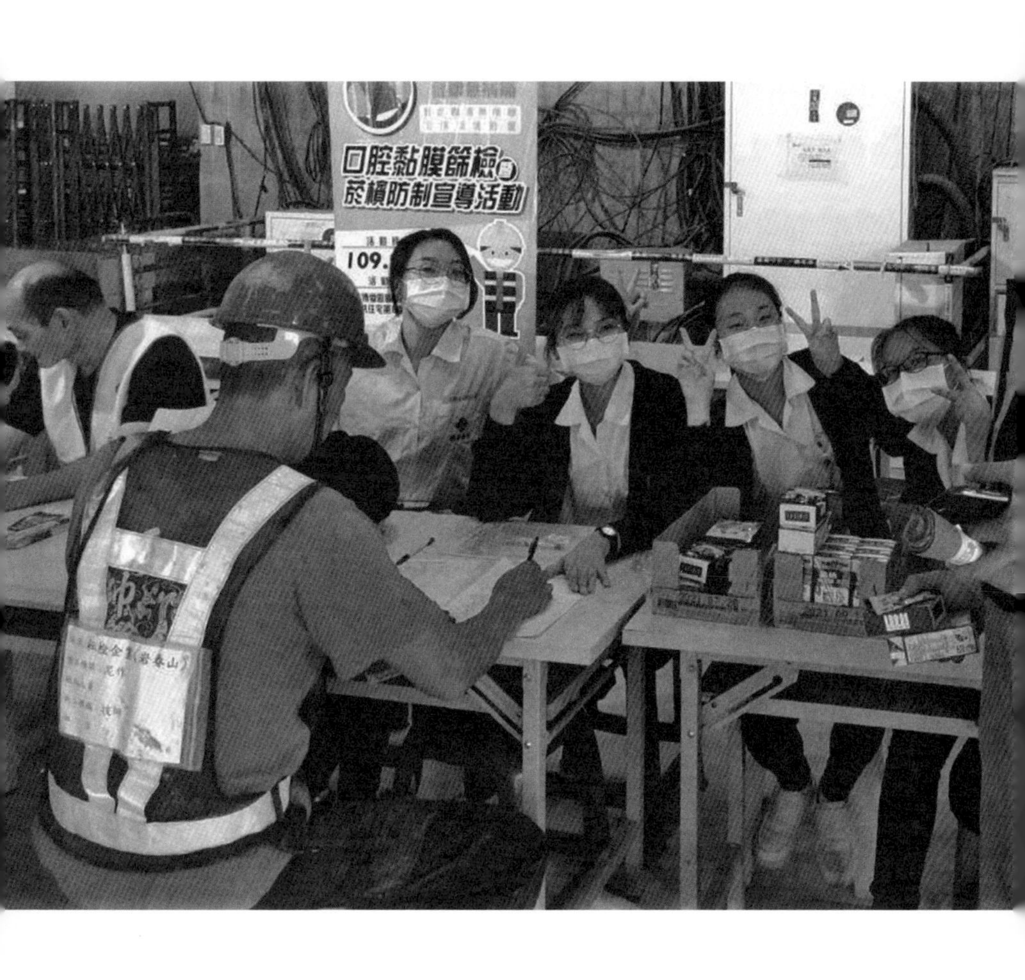
口腔黏膜篩檢
菸檳防制宣導活動

傳統衛教資訊的宣導對工人來說就跟聽其他講習一樣，歸爲「說教」。內容不外是制式的短片播放與上台宣導；就算只有短短的5分鐘，從聽衆的眼神與肢體動作就可以評估當下的效果。這些講習的內容又常以口腔癌病變、動手術後的容貌當作教材，這些畫面對於具有嚼檳習慣的工人來說，除了讓工人產生逃避、更不願意面對的想法之外，其他效果有限。

當工人看到口腔病變或術後顏面不完整的畫面，跟自己口腔因爲嚼檳而有不適兩者之間進行聯想，雖然會啓動本書前章所述之「第一種思考」，直覺地產生不舒服的感受，但是下一個反應卻是把頭轉開，不想面對。這類的資訊讓他產生太多對未來的不確定、不安全、焦慮甚至恐慌的感受；無法有效地引導他產生行爲改變的思考，反而會啓動「第二種思考」，尋找一個說法來合理化自己的行爲。

本研究計畫自103年開始與陽光基金會合作，邀請原先從事營造業、罹病後即停止工作的「口友」擔任講師，到工地跟大家講故事。每次的宣導時間視情形約10-15分鐘不等，至今宣導場次已超過50場。在部分工地調整爲融入工人休息、等待篩檢情境中的聊天方式，兩種形式的目標與效果各有不同。

聊天式的對話有一個重要的環節，它讓工人在「不用舉手站起來發言」的情境下，提出他心中的問題與感受。在很多進行篩檢的工地現場聊天，都曾發現有部分工人表示，因擔心篩檢結果是陽性必須面臨的醫療狀況及生活變化等「未知的因素」，而選擇不要篩檢。透過口友分享自己過去面對疾病的心路歷程，讓工人對於「接受治療，可以痊癒」有一個比較具體的想像。

工人在篩檢現場與醫療及護理人員接觸談話，建立與醫護談論自己身體情況的正面印象，可以降低對於疾病與醫療的恐懼感。再從心理層面來分析，醫護人員進入自己陌生的工地環境，是工人的「主場」；比起在醫院與診所，同樣是表達專業意見，在工人聽起來親切感提高很多。

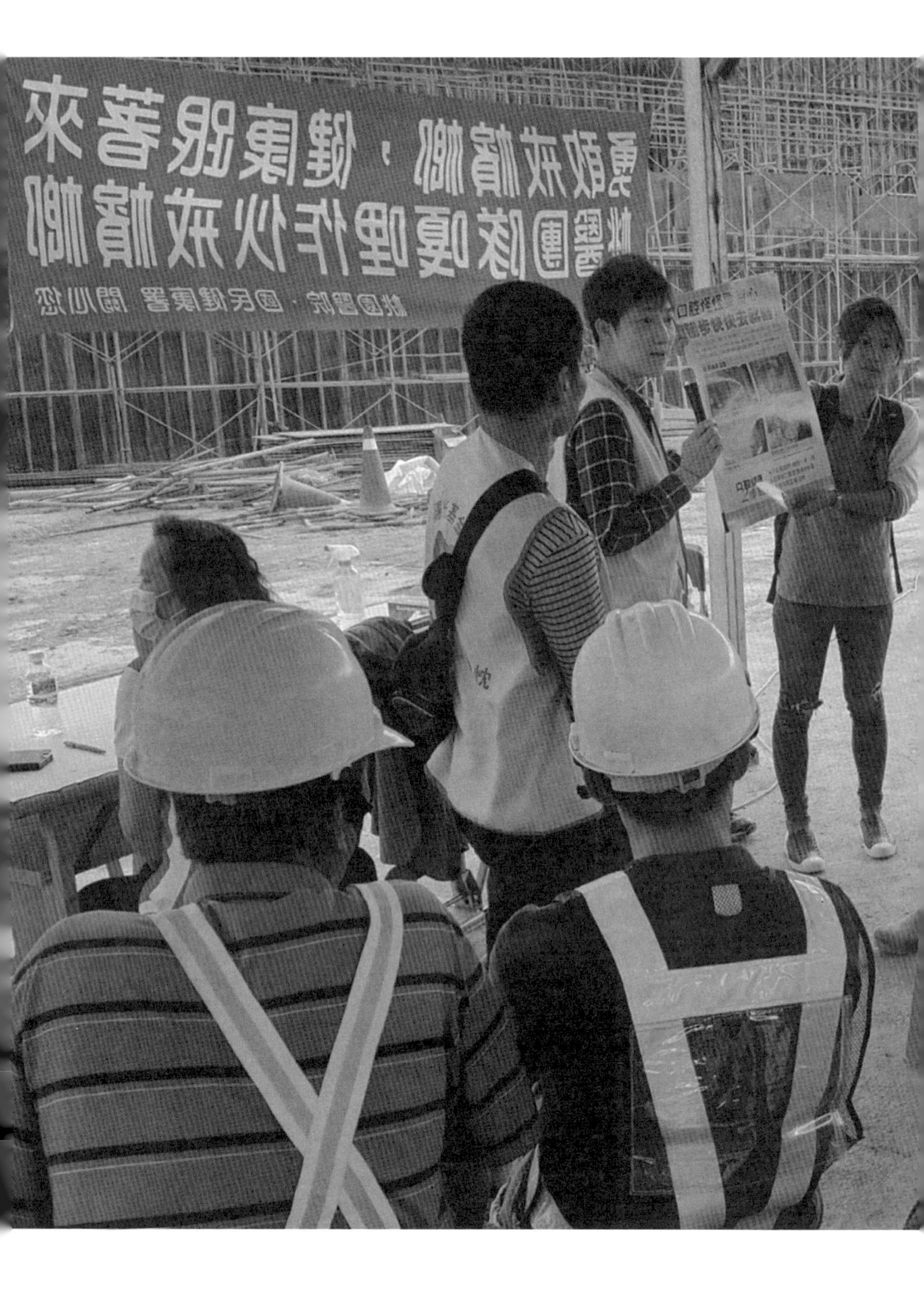
勇敢戒檳榔，健康跟著來
桃醫團隊嘎哩作伙戒檳榔
桃園醫院・國民健康署 關心您

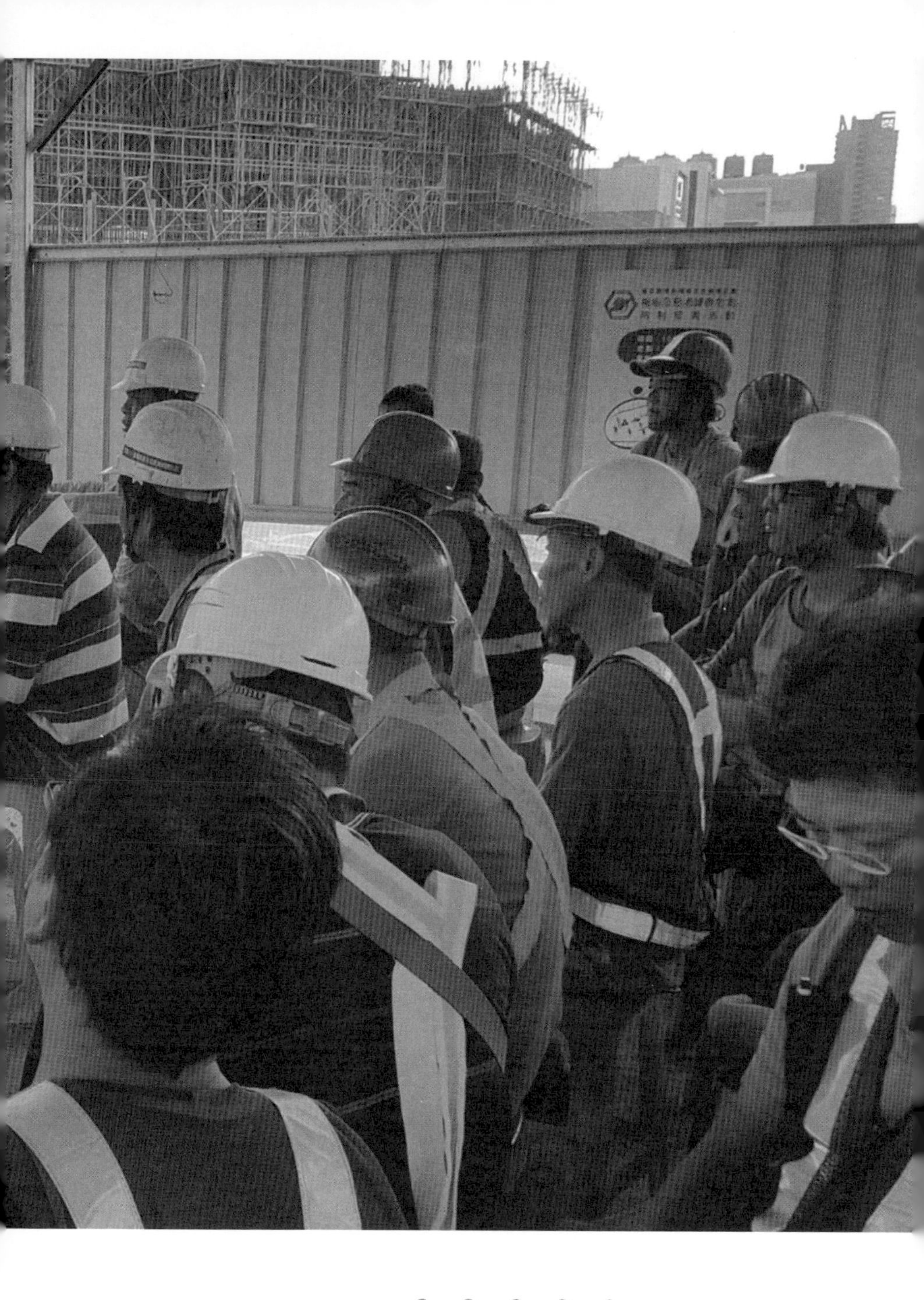

我是小幫手

安排醫護人員進入工地提供服務，對於提供服務的機構來說是一件複雜度較高的事情，對於工地管理者來說，打開大門讓工程作業以外的團隊進入工地，也是未知的挑戰；參與的雙方都需要做很多內部與外部的協調。

這個過程可以用一個作業流程來操作，但是彈性卻可以高達百分之百，因爲其中很多關於人的因素，會決定溝通以及進入工地服務的成敗。對主動提供服務的一方來說，有一些可以掌握、必要的事先準備工作，這些工作可以提高進入工地服務的成功機會。

1. 資源充足：不用擔心因爲篩檢的人數過少，或行程變動的成本風險。

2. 掌握資訊：了解工程進度、工人上工情況、工地現場環境條件。

3. 配套計畫：因應工地與公司特性，發展多面向策略以建立支持性環境。

這三項準備工作也是三大指標性的能力，針對醫院及衛生局相關人員的學習則有三種模式：

1. 跨域的專家學者分享會，拓展認知範疇。

2. 知識與技術學習的講習，認識工地特性。

3. 工地體驗與對話工作坊，了解溝通關係。

本研究在不同時期舉辦數場跨領域專家學者的交流會，邀請營造業代表、衛生單位和醫療院所、心理諮商專家等參加。透過跨領域交流與研討，了解營造業的產業型態、工地環境狀態、職場工作者的特性等。認識工地人事物的重要課題以及嚼檳習慣的社會意義，討論對於改變這些習慣的機會、檢討執行方法的問題。

講習會的學習內容規劃採需求導向，先以電訪方式了解醫療單位人員對此議題的認識與需求，進入工地的聯絡、準備、過程中遇到的問題，QA與相關知識的編整；特別是針對營造公司負責人與現場管理者面對外部單位要求進入工地時，相關的心理狀態與反應方式之分析。學習的時候透過情境引導之「問題－解法導向」（problem-solving）的方式，引發提問與回應。有工地經驗的參與者會提供自己有效的做法，就算是失敗的經驗也可以當作討論與學習的教材。

部分講習的場地安排在工地現場，實地了解在工地進行無檳環境建置的情境，由工地管理者帶領認識工地的環境與人員編組的關係。在工地舉辦講習或工作坊有很多好處，可讓醫療院所人員感受工地環境氛圍，是一種情境教育的策略。對於沒有進入工地經驗的人來說，可以透過這樣的機會了解溝通過程中另一端的人所處的環境，有利於同理心的建立，也可以縮短雙方彼此之間認知的落差。

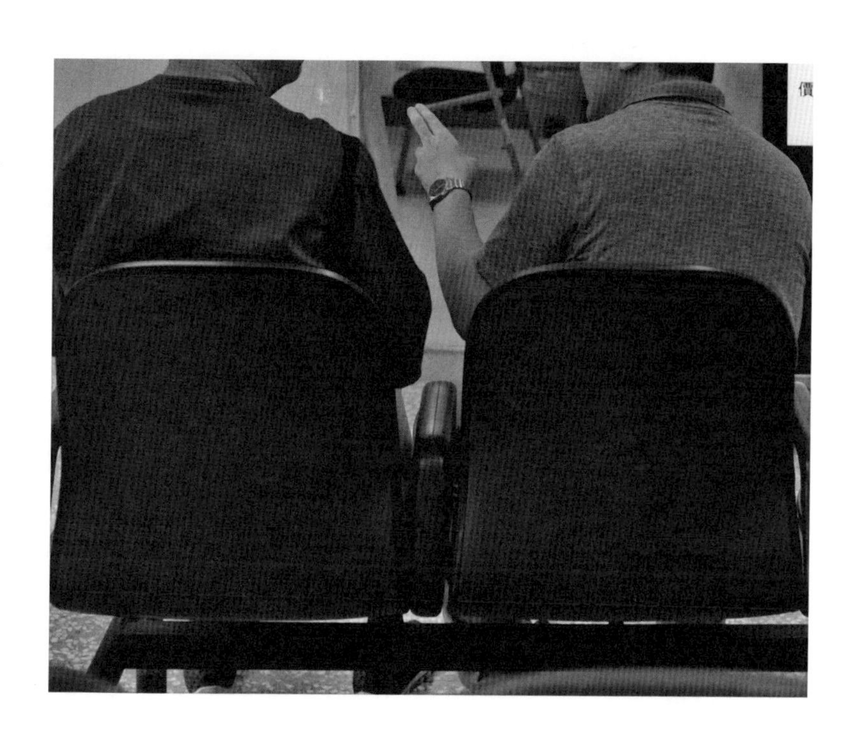

12 有人給我靠真好

職場是工人工作的「空間」，社區是他們生活的「地方」。從人文地理學的觀點來看，工人所經驗的工地是抽象的概念，它是片段、不完成、持續變動中的狀態，每次去工地遇到的人也會有變動。相較於此，社區是可以寄託情感的對象，街道，巷子、商店、自己的家、家人等等。如果工地是人類需要提高警覺的狩獵場，社區就是他可以感到放心的部落。

如何讓工地成為有情感聯繫的地方？在透過高度紀律之下安全完成任務的同時，藉著人與環境關係的調理，讓身處其中的工人感覺到他追求更健康、改變咀嚼習慣是受到支持的？創造這個支持性環境的關鍵，具體來說有四個對象以及兩個場域，分別是關於提供服務的人、營造公司高層、現場管理者、工人，以及職場、社區。

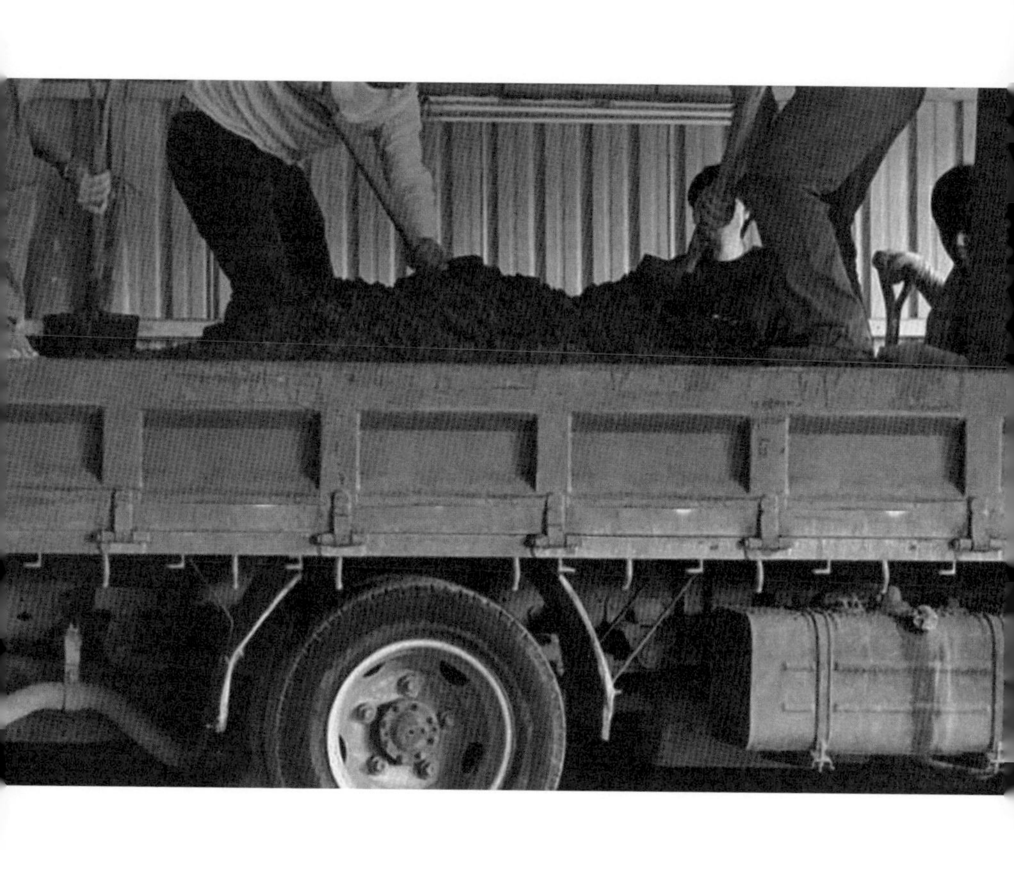

將心情再定位

首先是要進入工地進行健康促進服務的人的心情調適，或說心理建設。人要做出不健康的行爲很容易，要改變這些習慣卻相對困難。雖然明知吃檳榔對身體健康不好，但是越急著要對方改而做了行爲矯正的管理動作，卻常常會造成反效果。

在沒有相關法令強制性約束下，工地健康促進行動不是透過管理的強制手段。工地相關主管機關很多，就申請建造的單位來看是工務局，汙染與廢棄物是環保局，勞安衛檢查是勞工局，大型工程車進出是交通局等等，這些事項需要向不同的主管機關提出申請，獲得核可後才能執行。這些政府單位多半是基於特定價值觀所訂定的法條，對營造工地的權責單位進行管理稽查的動作。

就健康促進的觀點與價值觀而言，進入營造職場的團體並非要針對工地中的營造公司、承包廠商或是工地的個人嚼檳行爲進行糾舉或處罰，而是基於提供健康促進相關資訊，加以服務與陪伴的概念。

本研究無檳工地計畫整合的民間單位共有大學建築系所、學者專家、執行無檳工地績效良好的營造公司與工地資深管理者、民間的基金會與社團、政府部門的國民健康署與縣市衛生局主政的相關業務科，以及醫療院所等。這個跨公私與建築、工程、衛生、社工、醫療團隊所建立協助與支持的機制，提供的是溫暖的服務與具備同理心的陪伴。

尋找高層共鳴

工程案的業主或是營造公司的負責人對於工地的管理有相對的權力，如果能夠進行高層遊說，取得他們的認同與支持，對於工地的無檳環境或是篩檢的行動都會有很大的助益。

對於中大型的公司來說，工程現場的管理以及工程進度的掌控比較穩定，增加無檳環境或工地篩檢的工作縱使會產生工程成本，只要能夠找到此一行動可以創造的誘因，就有機會取得決策層的支持。例如：

公司或個人可以因此提升形象、建築產品可以創造附加價值，或取得國家品質管理相關獎項。實質的好處是廠商承接公共工程的時候可以獲得押標金減半的優惠，有些縣市政府進行最有利標的採購案，也會將是否曾經得獎納入評選的加分項目。

本研究訪談的營造公司的負責人與現場管理幹部中，不少人表示他們「把工人當家人」，就企業與負責人的聲譽來說，建築工地的管理從工程進度、品質、安全衛生等課題，進一步提升到對於「工人健康的照顧」，是不同的社會貢獻層面。這一點用馬斯洛需求理論來解釋，已經進入「自我實現需求」的範疇。這與自己或公司的實質收入、業務拓展無關，而是對他人福祉的事務做出貢獻。公司照顧工人的具體行動，可以在同業以及業主之間建立公益形象，也可以在企業主參加的各種公益性的社會團體（例如：扶輪社或獅子會等）、宗教團體找到支撐的力量，對外可以提高社會觀感以及企業形象；對個人來說，也是一種心靈與精神層面的回饋。

這種層面的建構係建立在社會價值或宗教信仰的文化底蘊，洽談的過程不用刻意地強調，只要找到與企業主所關心的議題之間連結的渠道，就有機會觸動善意善念。

與管理者溝通

工地資深管理者對於吃檳榔有害健康的知識大多很清楚，但日常管理工作繁重，面對工期壓力、督考查核、各項例行安全衛生事項，較不會將嚼檳行為的管理列為工作上必要的業務。對於這件事情的放任與不處理，也有合理化的說法，例如法律沒有規定、公司沒有要求、不會影響工作等等。就算檳榔渣會造成工地環境清潔的問題，也歸類在「以後再找人來處理」那一類的事情中。

在溝通的過程中，需要讓管理者了解健康促進的行動會對他的業務產生什麼樣的影響，他需要做什麼樣的協調，他自己以及他管理的人員（歸他管轄的領班、工人等）要花多少時間在這件事情上面？他投入這些時間協助無檳環境建置以及工地口腔黏膜篩檢，對他會產生什麼正面或負面的影響？

醫療院所人員進入工地的要求遭到管理者拒絕的情況，大多是彼此不了解所造成的。有些民間商業公司會假藉「健康檢查」的理由，進入工地進行商業推銷的活動，這種經驗多了，就會造成部分管理者對於不熟、沒有接觸過的單位有不信任與不確定感。

從成功的案例看來，進入工地之前需要透過數次的溝通，跟現場管理者說明辦理方式，以及對方將會獲得服務的內容；再請管理者提供工地的工程進度、環境位置、工種特性、例行教育訓練或慶生活動的時間等等，一同找出最適合辦理活動的模式，以不造成現場管理人員及工地負擔的方式爲優先選項。

如果這一次的印象是好的，工地管理者因爲做了這個配合，而在公司內部或是工人之間得到正面的回饋，才有下一次的機會。就算原本安排的活動因爲氣候、工程調度等因素沒有成行，只要是正向的溝通經驗，以後即使這個管理者換到另一個工地，也會有機會與意願一起推動工地的健康促進行動。

跟工人做朋友

朋友相處的前提主要以互相了解爲基礎，不必刻意模仿對方的行爲，或用對方講話的口氣以拉近距離。各種語言與肢體動作都有特定的文化背景，在不適當的時機或是場合使用，容易出現「文化錯表」（cultural misrepresentation）的情況。

這種現象通常是建立在人們對於特定文化的刻板印象之上，將這個片段的認知挑選出部分的特徵，比如對話常使用的字眼或是口音等。這會讓對方感覺很突兀，認爲刻意模仿他的言行是在對他做「標記」（marking），感覺不舒服或是認爲是在嘲諷他，而出現反效果。跟工人相處也是如此，進入工地時每個人只要自然地做自己就好。

工地環境有很多安全與健康的風險，在這樣的環境裡，管理者長期處在緊張情緒中，例行的安全講習、說明、提醒、要求等所使用的語言，造成管理者與工人的關係建立在一種要求與被要求的關係之上。另一方面，工人在如此工作環境長期下來被提醒與被要求，已有一種情緒韌性可以對應，關鍵在於，說教式的溝通方式容易產生一種消極與無感式回應的情況。

透過面對面交談、聆聽，才能取得信任，有機會扭轉錯誤觀念。工地中所有的宣導都是在「跟他說正確的事情」，就管理的角度來看，工人聽了就應該跟著做，沒有人要聽他們有什麼意見。許多工人都被告知吃檳榔會危害身體健康，但是很少有人關心他們爲何嚼食檳榔、有沒有想要少吃、會不會擔心牙齒掉光光？透過在工地與工人聊天，互相分享一下自己在做的事情以及感受；問一下對方吃多久了、每天吃幾顆、有沒有想過要戒、戒不掉的原因等等，用一種不是要做問卷調查的心情，而是像個朋友一樣聊聊天。

營造環境氛圍

工地環境隨著工程進度不斷在改變，工人上廁所、休息的場所也會有變動，需要持續地觀察尋找適合的地方張貼置入性的海報或資訊。這些資訊對於想要少吃或不吃檳榔的人來說，是一個友善的環境氛圍，一個「加油」的概念，對於拒絕別人分享檳榔的動作有一種心理的支持。

這種海報並非是傳統的「吃檳榔有害健康」，或是「再吃你會變這樣」的圖片。代言人不必「很像工人」，而是使用可愛版、大眾情人版的海報，或是透過工地票選，找出大家公認最有說服力的人來代言。

110年研究團隊在21個工地進行調查，提供數張海報給受訪者看，請他們根據兩個問題進行挑選。「問題一：哪一款海報在工地裡看到會停下來看？」以及「問題二：哪一款海報可提醒嚼檳者少吃檳榔？」。問題一有48％的受訪者選擇「工地門神守護您，戒檳榔有保庇」（圖四），受訪者認為風格有趣、活潑，使用門神很符合民情；問題二則有64%選擇「幸福需要健康身體」（圖五），受訪者認為這張海報的意思是戒檳榔是為了健康，是正向宣導，感覺更有說服力。

有效的廣告訊息像魔鬼氈一樣，牢牢貼在記憶深處，具有「黏力」（sticky），商業廣告如何勸誘人「想買」，健康促進的海報就應該如何提醒人「不想吃」。

這樣的資訊對於還無法戒除或是少吃的人來說，可以提醒他在工地「有人在關心您的健康喔」。處在這樣的環境氛圍中，雖然一時之間仍無法改變嚼檳的行為，但會比較低調，減少跟別的工人分享檳榔的情形。

另一種有效的做法是由公司內部建立的獎勵機制，用「不吃檳榔給獎勵」，取代「吃檳榔要罰錢」，建立戒檳、減檳的支持性活動或團體。以下舉兩個案例。

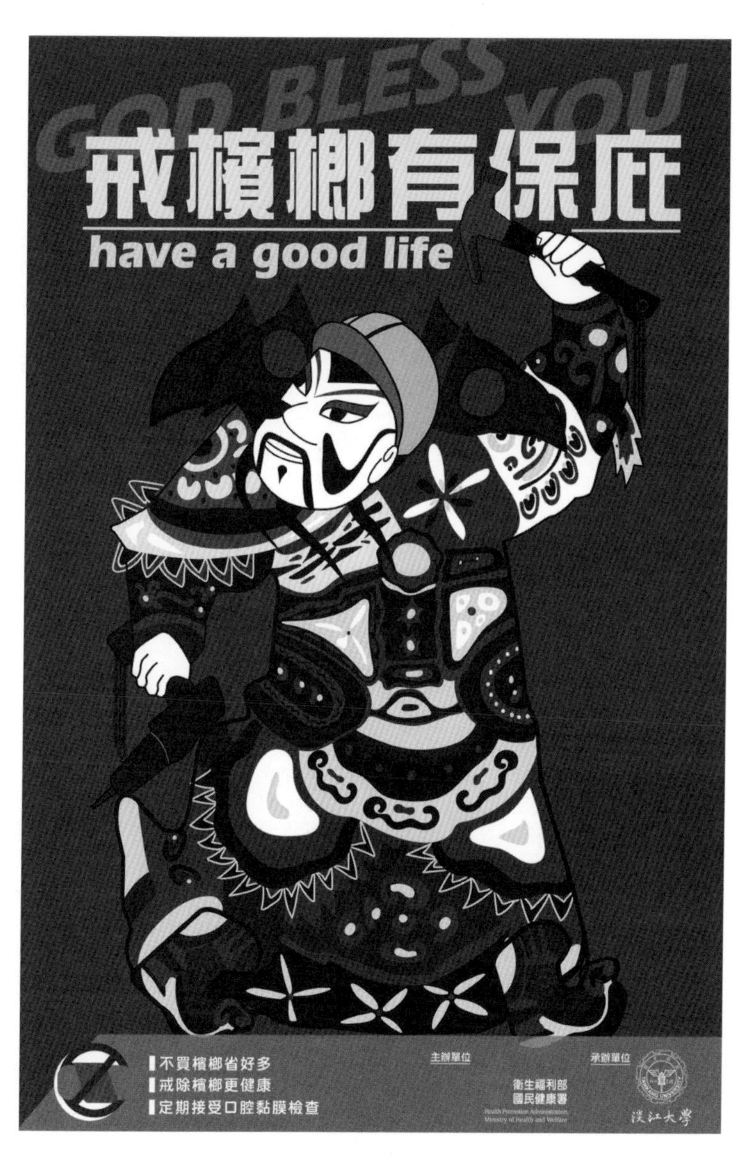
GOD BLESS YOU
戒檳榔有保庇
have a good life
不買檳榔省好多
戒除檳榔更健康
定期接受口腔黏膜檢查
主辦單位
衛生福利部
國民健康署
Health Promotion Administration,
Ministry of Health and Welfare
承辦單位
淡江大學

（圖四）

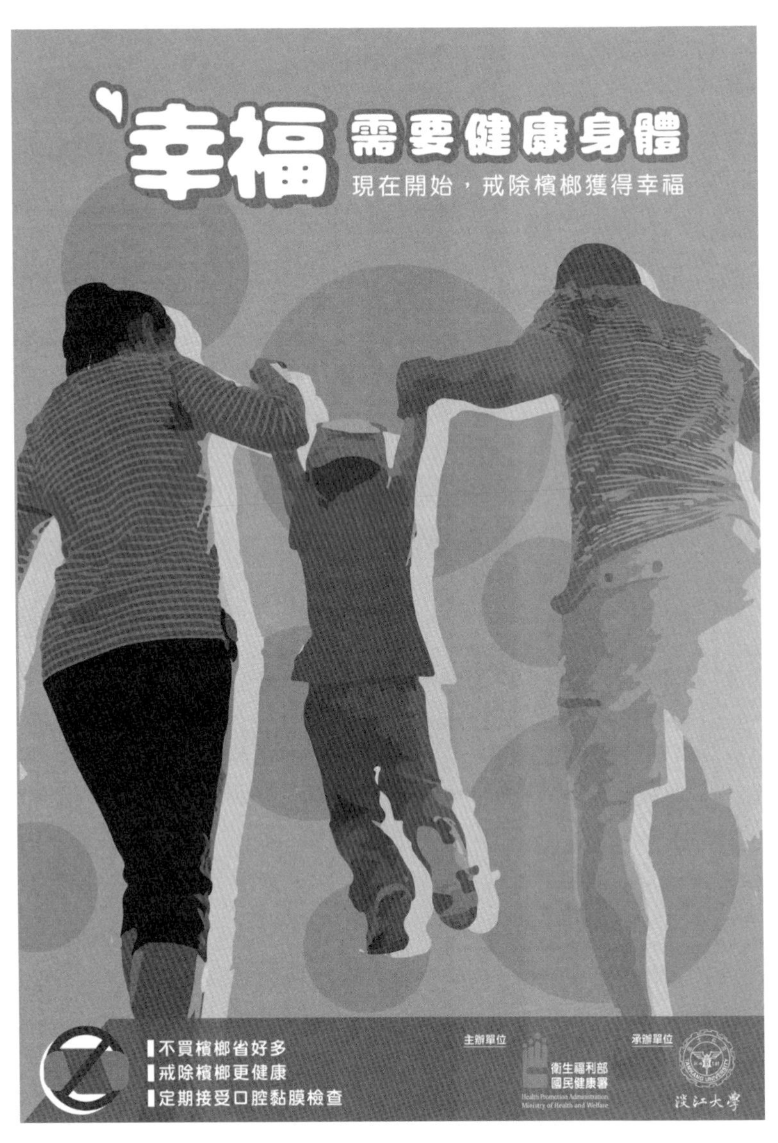
幸福
需要健康身體
現在開始，戒除檳榔獲得幸福
不買檳榔省好多
戒除檳榔更健康
定期接受口腔黏膜檢查
主辦單位
衛生福利部
國民健康署
Health Promotion Administration
Ministry of Health and Welfare
承辦單位
TAMKANG UNIVERSITY
淡江大學

（圖五）

有一家營造公司內部舉辦戒檳活動的承辦人回饋，親情是許多想要戒檳的人動心起念的最大支持。舉例來說，工人工作一整天回家之後，家中的小小孩子說「阿公嘴巴臭臭」，對他是個傷心的打擊。營造公司戒檳活動係透過一家人報名，一起支持的方式，頒獎的時候邀請家人一起參加，過程與結果都對戒檳者具有很大的支持作用。

另一家營造公司有個頗具實驗性的做法：早上開工的時候先提供有嚼檳榔行爲者「本日不吃檳榔獎金」，到了下午收工的時候集合詢問，「本日有吃的人要歸還獎金，本日沒吃的人可以將已經放在口袋的獎金帶回家」，實驗的結果沒有人歸還獎勵金。從鼓勵與信任的角度，不用去密察或是接受檢舉；從心理學的角度來看，人們對於已經拿到手的福利，比較不願意失去。比起「要努力一天不吃檳榔」才能得到獎勵，這是更友善而且更符合人性的做法。

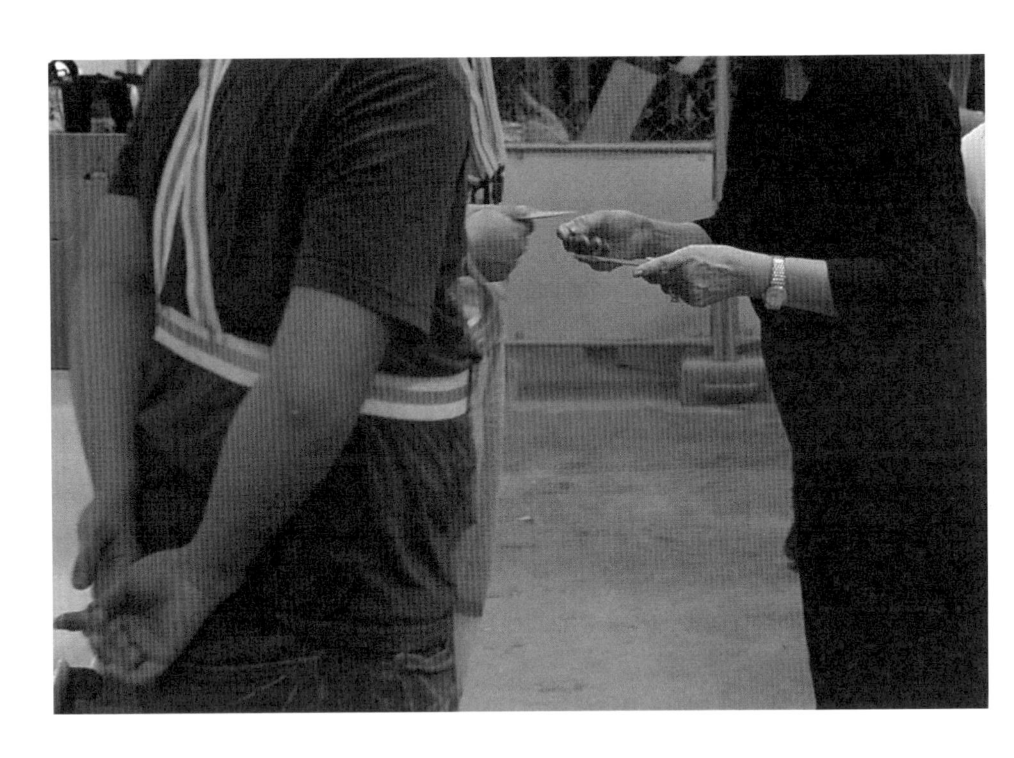

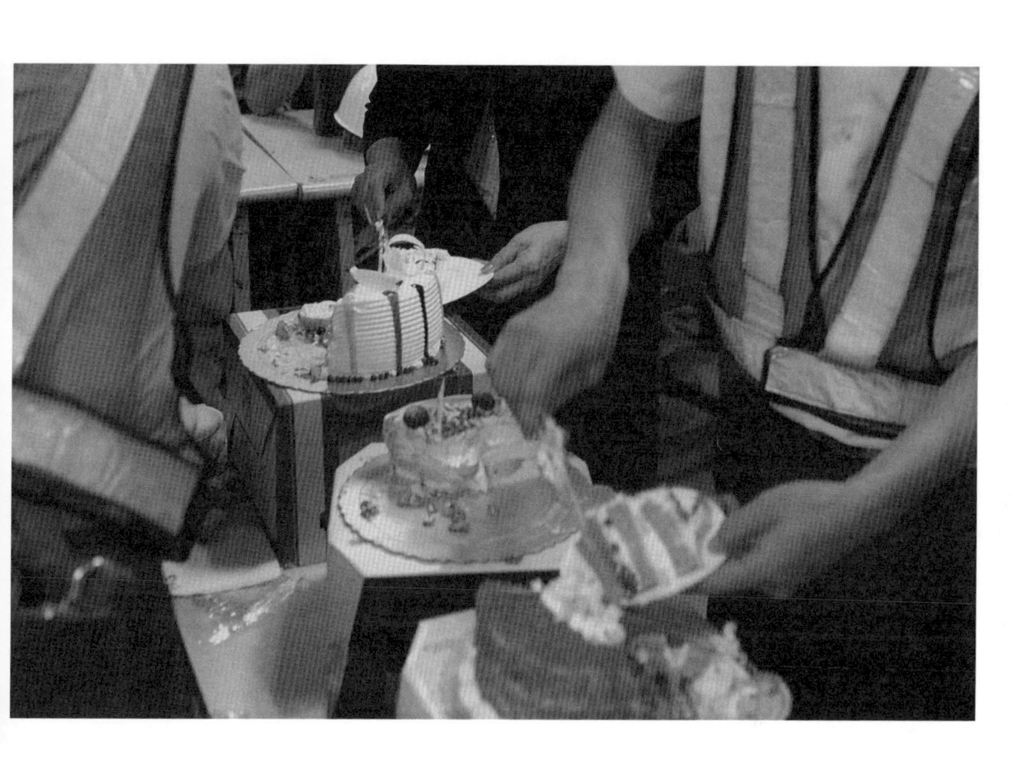

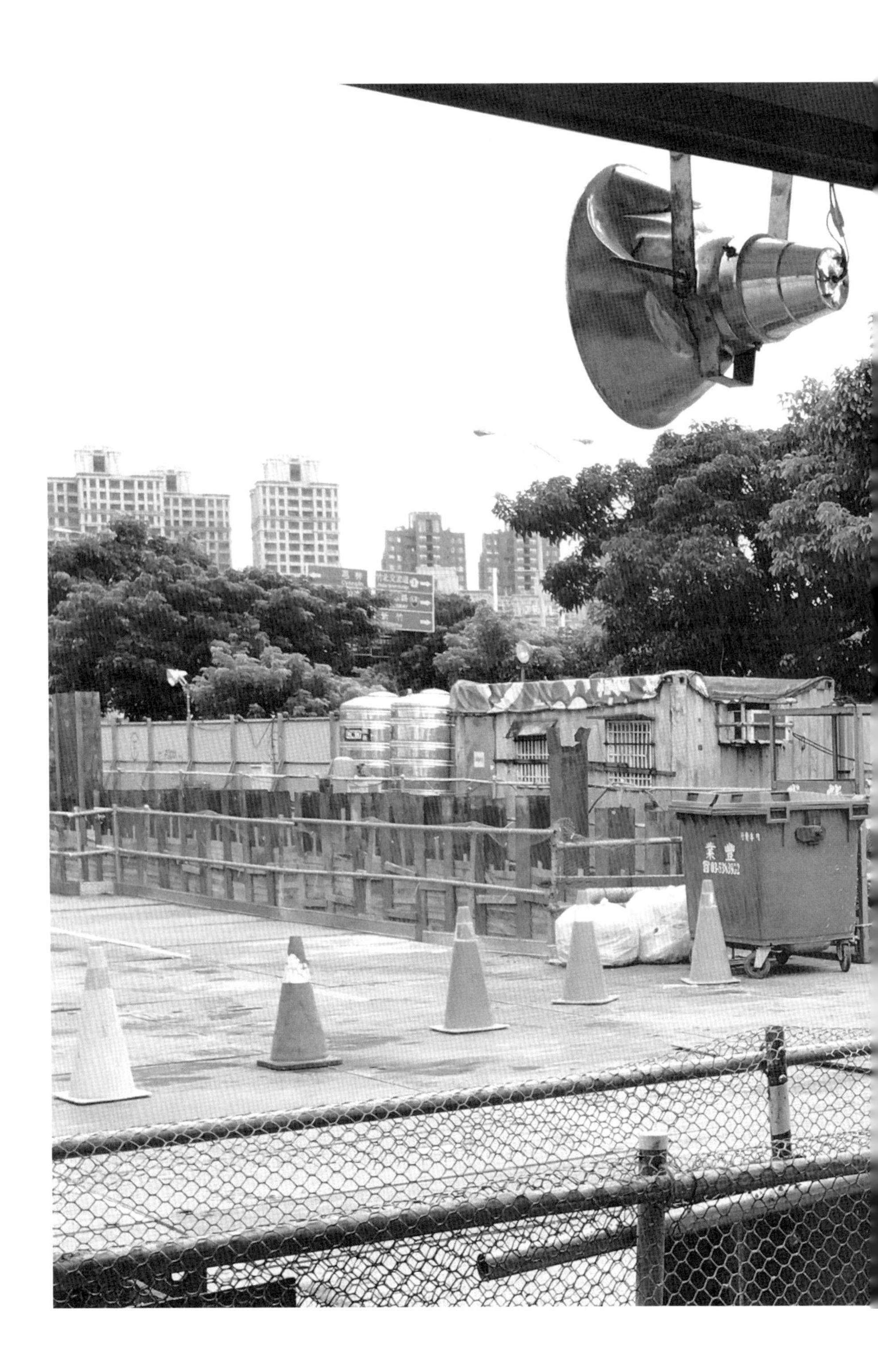
新竹
業豐

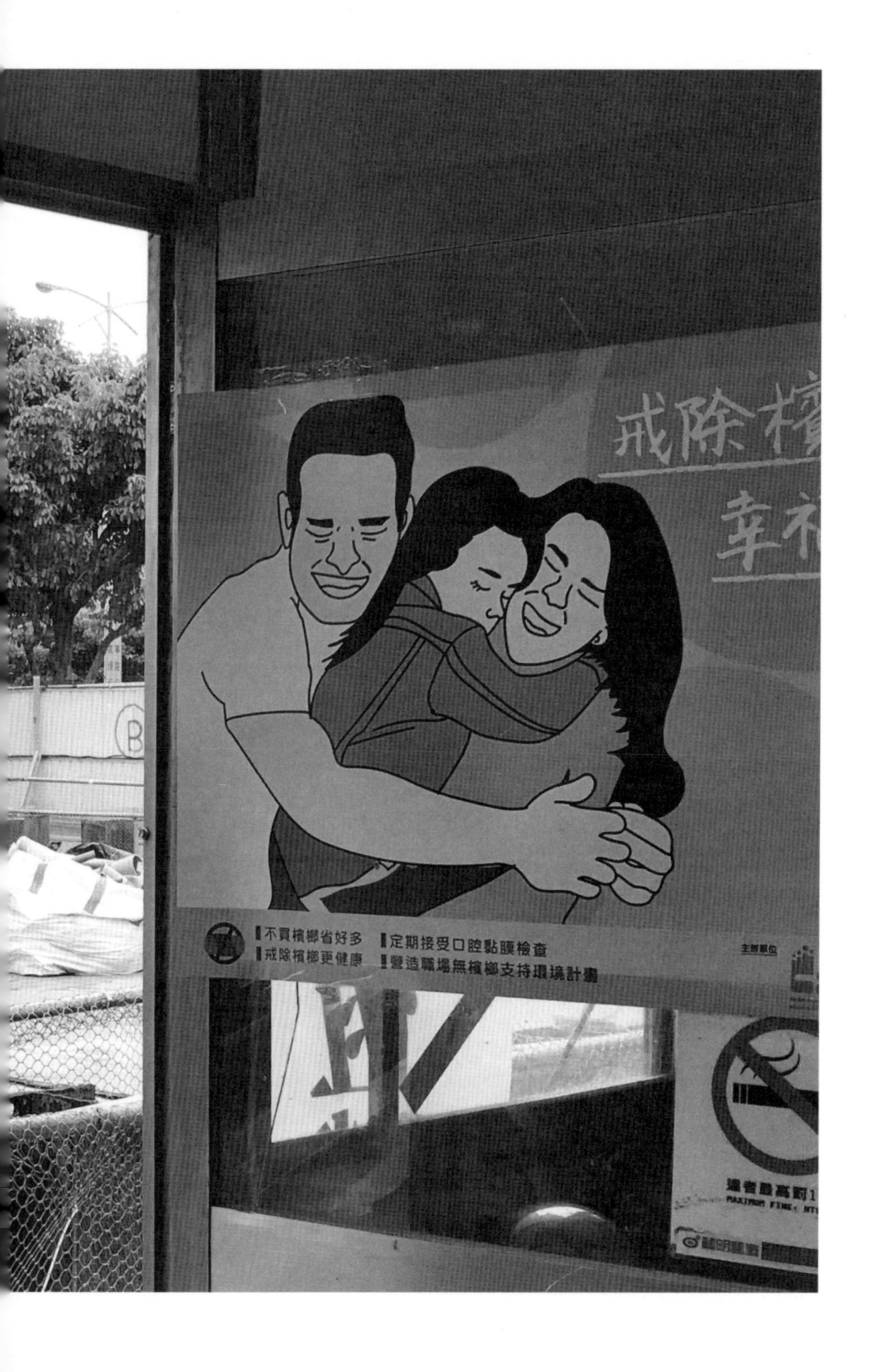
戒除檳
幸
不買檳榔省好多
戒除檳榔更健康
定期接受口腔黏膜檢查
營造職場無檳榔支持環境計畫
主辦單位
違者最高罰

連結社區網絡

本研究部分受訪的工人者表示，只有到工地上工的時候才吃檳榔，回家就不吃了，可見有些人嚼檳是一種特定情境下的習慣，並無上癮。從另一個角度來看，在他的生活場域中找到支持與支援，可以提高他戒除檳榔的動力。

就「工人」這個概念所擴及的相關從業人士，包含目前因爲年事已大或身體不適而沒有繼續工作，或是在家待業的人。這其中有人曾經、或者仍然有吃檳榔習慣，而有部分人因爲並沒有進入工地工作，接觸到職場提供的醫療保健資訊相對地少，也可能並沒積極進行口腔黏膜篩檢之預防保護，需要透過他們周邊的社會關係來建立支持網絡。

如何知道是否曾經在營造工地工作？根據勞動部的規定，進入營造工地工作的人都要接受過6小時一般安全衛生教育訓練，或是上過營造業6小時的課程，取得結業證書。目前政府推行的是「臺灣職安卡」，上過課就會發卡，效期三年。在社區活動的場合可以用「是否有領過職安卡？」當作話題的開始，找到曾經、或是持續在營造業上工的人。詢問的目的並不是要用來檢查他的證件，而是作爲相關話題的引子，可以聊一下職安卡APP或是其他的網路服務資源。

當然，有規定的地方就會有無法守規定的人，部分的人在工地工作但是並沒有職安卡，或是有卡但是因爲沒有參加回訓而失效了，遇到這些情況一樣要「拉」他一把。

在社區是由誰來推動？這需要透過更多人員的培力，使已經具備工地經驗的人可以提高相關健康促進的知能；同時，對於已經具有健康促進知能的人，則可以在自己生活的社區中，跟工人的人際網絡連結，讓兩者都有機會成爲更有影響力的陪伴者。

從社會的結構來看，過去將近三十年來台灣社會具備「社區營造」的推力，透過社區的組織與人以自主、互助的精神，用開放參與的方式推動具有公益性的社區事務。社會大衆普遍對於這樣的理念有一定的認識，部分的人在社區中曾經有一起合作的經驗，如果可以建立在這個基礎之上，未來可透過原有的土木包商、勞動合作社、社區組織的人脈網絡，進行相關健康促進服務網絡的建置，可以逐步擴大涵蓋面，無檳的社區生活對於無檳的工地職場將有更好的支撐力道。

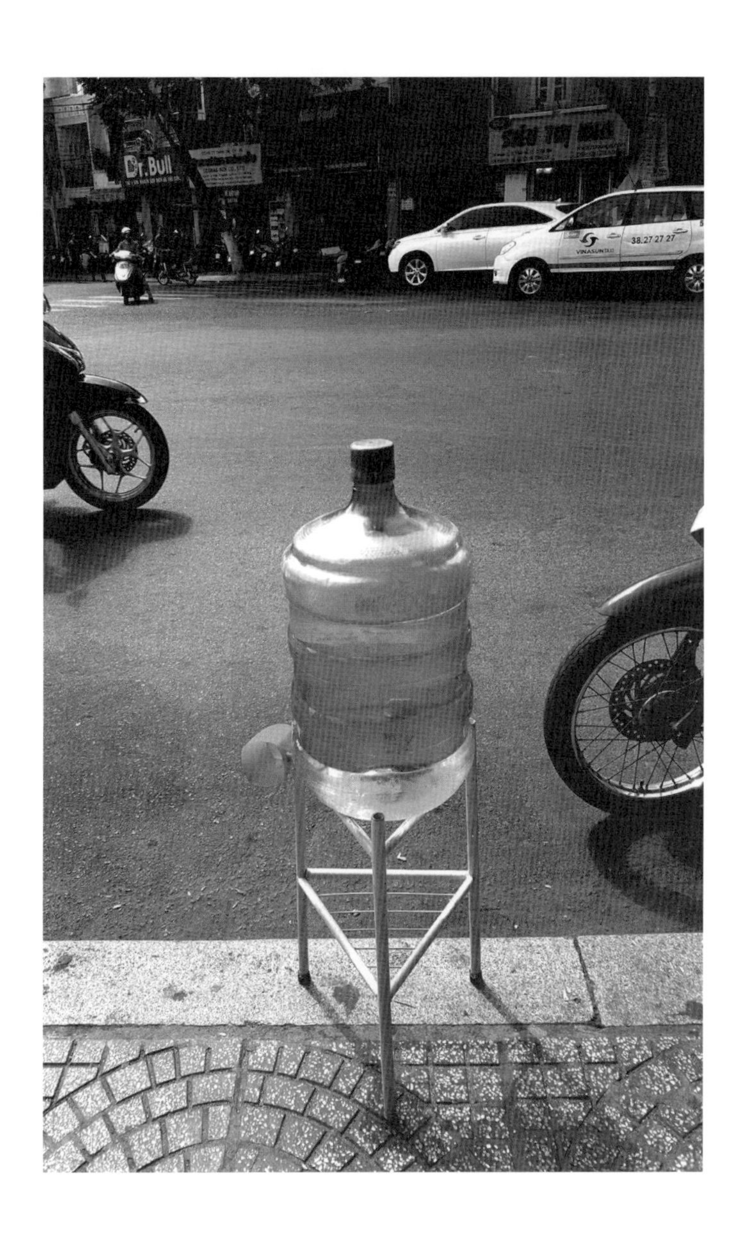
Dr.Bull
38.27 27 27

「建築師是在幫助每一塊磚頭完成它們的夢想。」這是路易斯康（Louis I. Kahn）的名言。然而，一塊磚要能夠成就偉大的志業，還是需要經過工人的手；我們住的房子、經過的道路橋梁、飲用水的工程，都是他們一手一足在惡劣的環境中完成的，深禮！

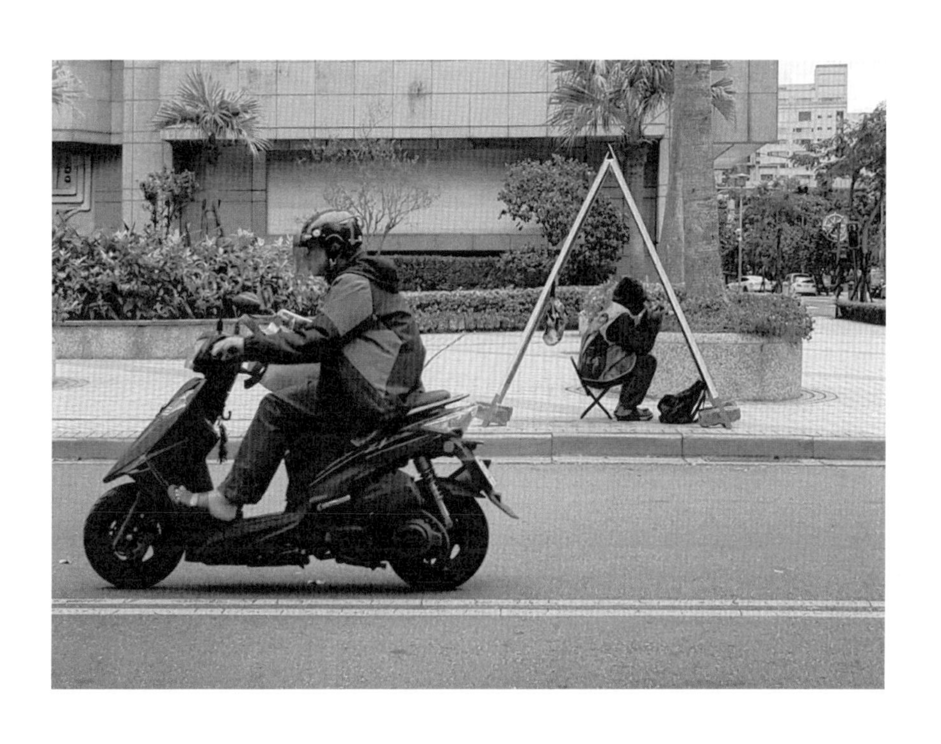

參考文獻

Andrew, Frank T.（2020）。環境心理學（危正芬譯）。五南。（原著書名：*Environmental Psychology*，出版於1997年）

Heath, Chip & Heath, Dan（2007）。創意黏力學（姚大鈞譯）。大塊文化。（原著書名：*Made to Stick: Why Some Ideas Survive and Others Die*，出版於2007年）

Kahneman, Daniel（2018）。快思慢想（洪蘭譯）。天下文化。（原著書名：*Thinking, Fast and Slow*，出版於2013年）

Kelling, George L. & Coles, Catherine M.（2011）。破窗效應：失序世界的關鍵影響力（陳智文譯）。商周。（原書名：*Fixing Broken Windows*，出版於1996年）

Maslow, Abraham（2020）。動機與人格：馬斯洛的心理學講堂（梁永安譯）。商周。（原著書名：*Motivation and Personality*，出版於1954年）

Patton, Michale Quinn（1997）。質的評鑑與研究（吳芝儀、李奉儒譯）。桂冠。（原著書名：*Qualitative Evaluation and Research Methods*，出版於1995年）

Thaler, Richard H. & Sunstein, Cass R.（2014）。推出你的影響力：每個人都可以影響別人、改善決策，做人生的選擇設計師（張美惠譯）。時報。（原著書名：*Nudge: Improving Decisions about Health, Wealth, and Happiness*，出版於2009年）

Thaler, Richard H.（2016）。不當行爲：行爲經濟教父教你更聰明的思考、理財、看世界（劉怡女譯）。先覺。（原著書名：*Misbehaving: The Making of Behavioral Economics*，出版於2016年）

Tuan, Yi-Fu（1998）。經驗透視中的空間和地方（潘桂成譯）。國立編譯館。（原著書名：*Space and Place: The Perspective of Experience*，出版於1977年）

行政院主計總處。109年人力資源調查統計年報。

李明憲（2019）。巧推與行爲改變。讀墨。

杜正勝（1981）。周代城邦。聯經。

勞動部。109職業別資料查動態查詢。

勞動部勞力發展署。110年工作百科。

衛生福利部。108年健康促進統計年報。

衛生福利部國民健康署。105年癌症登記報告。

衛生福利部統計處。109年度死因統計。

鄭晃二（2020）。建築設計這樣做。五南。

鄭晃二（2020）。輕推理論作爲營建職場工人健康促進之研究。現代營建，491，73-84。

THANKS
特別感謝

這本書寫作的內容奠基於衛生福利部國民健康署支持的研究計畫，多年來在署內有幾位密切合作的夥伴，包括賈淑麗、周燕玉、徐翠霞、楊絮斐，在她們的協助與安排之下，這個計畫得以順利通過各級行政制度的要求，以及超過五十位專家學者對研究成果的審查。

研究計畫可以順利執行要感謝前期建立模式期間的研究員林恬瑜、李佩洵、曾姿霖；以及後期產出成果的研究員鄭維婷與林玉婷。她們跟營造公司、醫療機構與衛生局接洽，進入工地調查、訪談，發展出多項具突破性的做法。

十年前進入工地之初，龍寶建設董事長張麗莉以及成中恆營造前總經理楊進福給予很大的助力，讓研究團隊可以發展各種工地推動模式。另外，在過程中獲得多

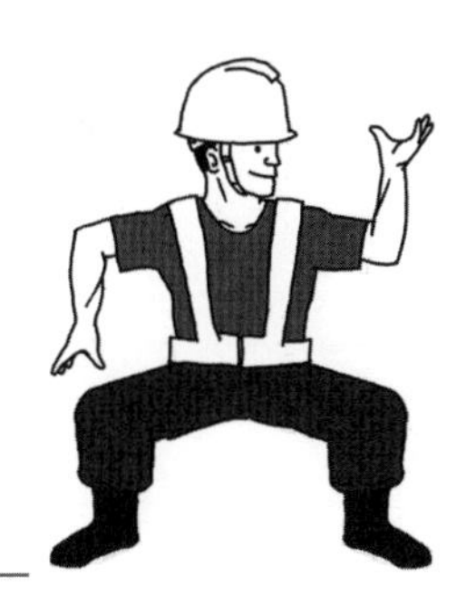

位朋友提供諮詢與協力，特別是江南志、李明憲、李諹政、莊麗眞、楊登貴、廖文山等好友。

本書收錄在工地內外的攝影作品，大多採取不打擾的方式由背影或是側面取景，希望呈現在吵雜環境中專注工作的職人身影，在這裡對他們一併致謝。

國家圖書館出版品預行編目(CIP)資料

做工的場所 ： 工地認知心理與健康促進 / 鄭晃二著. -- 初版. -- 臺北市 ： 五南圖書出版股份有限公司, 2022.01

面 ； 公分

ISBN 978-626-317-429-0(平裝)

1.勞工衛生 2.職業衛生 3.營造業

412.53 110020307

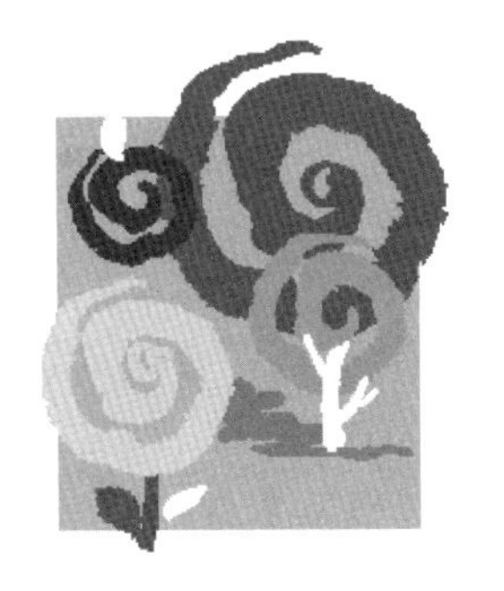

4F25

做工的場所：工地認知心理與健康促進

作　　者 — 鄭晃二

責任編輯 — 唐　筠

文字校對 — 許馨尹　黃志誠

封面設計 — 姚孝慈

發 行 人 — 楊榮川

總 經 理 — 楊士清

總 編 輯 — 楊秀麗

副總編輯 — 張毓芬

出 版 者 — 五南圖書出版股份有限公司

地　　址：106台北市大安區和平東路二段339號4樓

電　　話：(02)2705-5066　　傳　　真：(02)2706-6100

網　　址：https://www.wunan.com.tw

電子郵件：wunan@wunan.com.tw

劃撥帳號：01068953

戶　　名：五南圖書出版股份有限公司

法律顧問　林勝安律師事務所　林勝安律師

出版日期　2022年1月初版一刷

定　　價　新臺幣380元